El intestino feliz

Dieta FODMAP
y
Síndrome del Intestino Irritable

Mario Bautista-Trigueros e M. Michela Mancarelli

El intestino feliz

*Dedicado a nuestros padres
y nuestras familias*

Sumario

Dieta FODMAP y Síndrome del Intestino Irritable

Capítulo 1. Introducción

Si has comprado este libro es porque piensas que puedes ser sensible a los carbohidratos FODMAPs, porque te han diagnosticado con el Síndrome del Intestino Irritable (SII) o porque eres un médico, nutricionista o dietista que desea profundizar sobre el concepto de FODMAPs y cómo afectan a la salud intestinal de tus pacientes.

Si estos son tus objetivos este libro te será de gran utilidad ya que aquí te presentaremos las últimas investigaciones que relacionan el consumo de carbohidratos FODMAPs con síntomas típicos del Síndrome del Intestino Irritable como diarrea, flatulencia, hinchazón, dolor abdominal, estreñimiento, etc...

Este libro va dirigido tanto a las personas que quieren encontrar una manera de controlar sus síntomas a través de alimentación, como a aquellos profesionales de la salud y la nutrición interesados en conocer los últimos avances relativos a la dieta y el SII.

Para todas las personas interesadas en saber más de los carbohidratos FODMAPs, sea desde un punto de vista personal o profesional, es importante profundizar en su conocimiento sobre este tema ya que:

"Los estudios científicos publicados en los últimos años demuestran como un control del consumo de carbohidratos FODMAPs, mejora los síntomas en un 75% de las personas que sufren el Síndrome del Intestino Irritable".

Antes de iniciar queremos compartir algunos casos de las personas que han pasado por nuestra consulta y que describen de manera óptima los síntomas que los aquejan así como el profundo efecto que estos tienen en sus vidas.

Si te sientes identificado con las historias que leerás a continuación, este libro puede cambiarte la vida.

Algunos casos que ilustran el SII

Francisco, 36 años

Francisco no había sufrido nunca antes en su vida de problemas gastrointestinales pero todo cambió hace tres años. Fue después de terminar un viaje a Marruecos, de donde volvió con una fuerte gastroenteritis vírica. Desde ese preciso momento ha tenido episodios continuos de diarrea (más de cuatro veces a la semana). Muchas veces la diarrea se presenta con tal fuerza e improvisadamente que Francisco no tiene tiempo de llegar al baño. Otra cosa que le sucede es que, debido a los gases, su barriga hace ruidos continuamente, a veces tan fuertes que sus compañeros de trabajo lo miran y le pregunta si se siente bien. No hace falta añadir que esto lo pone en evidencia y lo avergüenza.

Silvia, 45 años

Silvia ha sufrido toda su vida de intensos dolores de cabeza y la mayor parte de los días se siente muy cansada. Desde hace algunos años también presenta flatulencia y dolor de estómago, de hecho, su estómago se hincha a veces tanto que incluso en el autobús le ceden el sitio porque piensan que está embarazada.

Para combatir el estreñimiento sigue una dieta sana, rica en frutas y verduras y además toma varios suplementos de fibra. De todas formas se siente desconcertada porque cuanto más verdura, fruta y fibra toma, peor se siente y más aumentan los dolores y la hinchazón, lo cual la lleva a periodos en los cuales casi evita la fruta y la verdura. El problema es que en estos periodos su estreñimiento se hace tan intenso que puede pasar una semana sin que vaya al baño.

Marina, 38 años

Marina es una amante de la cocina italiana, pasta, pizza, mozzarella, etc... Desde poco después de cumplir los 35 años ha notado que si come demasiado de estos alimentos se siente mal y tiene diarrea, la cual le puede durar incluso dos o tres días. Uno de sus placeres preferidos es ir a comer pizza con los amigos el sábado por la noche pero la mayor parte de las veces, al día siguiente, tiene diarrea y fuertes dolores de barriga de tal intensidad que lo único que puede hacer es estar todo el domingo en el sofá. Marina esta desconcertada porque no todas las veces que come la pizza se siente mal. Lo que sí ha notado es que, según lo que coma el sábado a la hora de almorzar, aumenta la probabilidad de que le siente mal la pizza para cenar. Por ejemplo, cuando toma pasta para almorzar o platos con cebolla y alcachofas, la pizza por la noche se convierte en una bomba para su intestino y el domingo se siente mal.

Como se puede notar en las historias de nuestros pacientes, los síntomas principales de los cuales se quejan las personas con el Síndrome del Intestino Irritable son:

Hinchazón, dolor abdominal, diarrea, flatulencia (meteorismo), nausea, estreñimiento, dolor de cabeza, cansancio, etc...

Si tus síntomas son parecidos o te identificas con las historias que te acabamos de presentar sobre nuestros pacientes, este libro puede significar el principio de una nueva vida para ti ya que aprenderás a controlar, a través de la alimentación, la salud de tu intestino.

Todos estos síntomas que acabamos de identificar son síntomas típicos del Síndrome del Intestino Irritable también llamado Síndrome del Colon Irritable. **Nosotros en este libro lo llamaremos Síndrome del Intestino Irritable o usaremos las siglas SII para abreviar**.

Una vez hecha esta aclaración sobre la nomenclatura que seguiremos en este libro, la cuestión más importante para todos vosotros es que los resultados científicos publicados en los últimos años en las revistas más prestigiosas, **han identificado a los carbohidratos FODMAPs como protagonistas de los síntomas en personas con SII.**

Estos carbohidratos están contenidos en alimentos, medicinas y otros productos que consumimos diariamente y, por tanto es de vital importancia saber dónde se encuentran para controlar su consumo.

Los FODMAPs se encuentran en **algunas frutas, verduras, legumbres, leche, caramelos y en como excipiente en gran cantidad de medicamentos**, por citar algunas de sus fuentes.

Con este libro descubrirás que son los FODMAPs, por qué provocan síntomas en tu intestino, en que alimentos y productos se encuentran en mayor cantidad y a que grupo de FODMAPs eres más sensible.

Utilizando todo esta información habrás incrementado tanto tu conocimiento sobre FODMAPs que podrás organizar tu alimentación, tanto en casa como cuando vas a comer fuera, con el objetivo de minimizar tus síntomas y en definitiva hacer que tu intestino sea feliz.

¿Qué obtendrás leyendo este libro?

En pocas palabras, **recuperarás el control de tu intestino y por tanto de tu vida, a través de la dieta**.

Reducirás tus síntomas, sabrás que puedes comer sin problemas, que cosas puedes comer en cantidades controladas para no desencadenar tus síntomas y todo ello con nuestra ayuda y con la tranquilidad de que, las informaciones que te presentamos aquí en este libro, están respaldadas por estudios científicos serios.

Sería muy fácil eliminar grupos de alimentos completos, decir esto me sienta mal y no lo como nunca más pero, ¿es realmente necesario? **¿Debo eliminar todos los alimentos que contienen FODMAPs de mi dieta?** La respuesta es no.

Muchos alimentos que contienen FODMAPs los podrás seguir consumiendo de manera organizada y así no empobrecerás tu alimentación ya que, como bien sabemos, eliminar alimentos de nuestra dieta es peligroso. Cada alimento aporta una serie de nutrientes diferentes y específicos y todos son necesarios para un correcto equilibrio de nuestra salud.

Eliminar un alimento o una familia de alimentos completamente puede ser algo muy peligroso ya que nos podría provocar carencias de nutrientes esenciales como vitaminas o minerales lo cual podría llevarnos a patologías más graves.

Nuestra filosofía en este libro es la de aprender y tener una actitud positiva y constructiva. Para ello pensamos que lo mejor es presentarte toda la información importante sobre SII y FODMAPs, con el objetivo de que seas capaz por ti mismo de organizar tu alimentación y sentirte bien.

En este libro encontraras información sobre:

✓ Qué son los carbohidratos FODMAPs.

✓ Si, los FODMAPs, son responsables de tus síntomas gastrointestinales (**Fase de Eliminación**).

✓ Qué provoca el consumo de estos carbohidratos en tu organismo.

✓ Qué alimentos contienen FODMAPs y qué alimentos no.

✓ A qué grupo o grupos de FODMAPs eres más sensible (**Fase de los Desafíos**).

✓ Consejos para planificar tu alimentación según tus intolerancias, necesidades, costumbres y gustos.

¿Cuál es el objetivo de este libro?

Diversos estudios indican que una dieta con consumo controlado de FODMAPs es también efectiva a la hora de disminuir síntomas en patologías como la enfermedad de Crohn, diverticulitis o incluso la dispepsia funcional. Por lo tanto no solo las personas que sufren de SII se verán beneficiados al seguir una dieta de bajo contenido de FODMAPs.

El objetivo de este libro es sentirse bien, reduciendo los síntomas al mínimo posible y para ello aprenderemos todo sobre el mundo de los FODMAPs, el SII y la alimentación.

Para llegar a este objetivo iremos más allá de los mitos y de la gran cantidad de informaciones falsas y pseudocientíficas que se pueden encontrar en internet y os presentaremos los últimos resultados científicos contrastados y publicados en las revistas más prestigiosas del mundo (ver bibliografía en las últimas páginas)

La información que encontraréis en este libro os ayudará a organizar vuestra alimentación de tal modo que os sentiréis bien y reduciréis vuestros síntomas al mínimo.

¡Bienvenidos!

Capítulo 2. El Síndrome del Intestino Irritable (SII)

El Síndrome del Intestino Irritable (SII) es una patología gastrointestinal muy común que afecta entre el 15 y el 20% de la población mundial, según los estudios publicados. Si prestamos atención al alto porcentaje de personas que sufren de SII podemos entender cuanto sea importante difundir información encaminada a la mejora de la calidad de vida de las personas que sufren de estos síntomas.

Otro dato que nos puede hacer ver aún mejor cual es la importancia y la frecuencia de esta patología en la población general y de cómo estos síntomas afectan a la vida de la personas que los padecen, es el hecho que, según algunos estudio científicos, los síntomas asociados al SII son una de las causas principales de bajas laborales por motivos de salud.

Hasta hace muy poco, el SII no era considerado una enfermedad por sí misma, muchos profesionales de la salud pensaban que se trataba de un trastorno psicosomático y que estrés o ansiedad eran la causa de los síntomas que las personas describían. De hecho durante muchos años y aún hoy día, los antidepresivos han sido el tratamiento estándar prescrito para muchas personas que acudían a la consulta del médico explicando sus problemas intestinales.

Afortunadamente en los últimos años el nivel de conocimiento sobre el SII ha dado pasos de gigante. Por un lado se ha identificado el SII como un **trastorno gastrointestinal funcional** y se han desarrollado test diagnósticos específicos. Incluso, como en el caso de los FODMAPs, la investigación científica ha encontrado claves para reducir sus síntomas y aumentar la calidad de vida de los pacientes de SII.

17

Todo esto ha llevado a que el SII haya adquirido un verdadero estatus de patología, con criterios diagnósticos reales y efectivos así como terapias encaminadas a paliar sus efectos adversos sobre la salud y la calidad de vida, como en el caso de los FODMAPs.

Realmente podríamos decir que vivimos en el mejor momento de la historia en cuanto a conocimiento sobre el SII aunque esto no quita que sea una rama de investigación moderna y que, en los próximos años, el conocimiento sobre causas exactas por ejemplo, será mucho más preciso e incluso puede que se desarrollen nuevos tratamientos o estrategias para mitigar sus efectos sobre la salud de las persona.

SII y alimentación

Desde hace tiempo que, las personas afectadas de SII, habían intuido que existía una correlación entre ciertos alimentos que tomaban y el agravamiento de sus síntomas.

Este hecho había sido ignorado hasta hace poco por la ciencia y la dieta no ocupaba un papel importante en el manejo de esta patología gastrointestinal. La única recomendación respecto a la dieta, para personas con SII, ha sido durante muchos años la de aumentar el consumo de fibra. Este hecho es bastante triste ya que existe una gran cantidad de literatura científica que habla de la escasa efectividad del uso de suplementos de fibra para el SII.

Estudios recientes demuestran que el consumo de fibra como estrategia de prevención del SII apenas tienen éxito en un 10% de los casos mientras que, un control de carbohidratos FODMAPs en la dieta puede tener un porcentaje de éxito del 75%, es decir, 3 de cada 4 personas reconocen mejorías tras controlar los FODMAPs en su dieta.

En este libro te vamos a presentar todos los resultados científicos que avalan el control de los carbohidratos FODMAP para mejorar los síntomas del SII, te daremos estrategias específicas para su consumo, aprenderás en que alimentos se encuentran los FODMAPs y lo que es más importante, podrás usar todo lo aprendido en estas páginas para mejorar tu calidad de vida reduciendo tus síntomas.

Es también importante subrayar que no solo los pacientes de SII se pueden ver beneficiados siguiendo una dieta de bajo contenido en carbohidratos FODMAPs.

Un gran número de estudios científicos publicados demuestran cómo, síntomas como el flatulencia o la diarrea, que pueden experimentar personas aquejadas de otras patologías como enfermedad de Crohn, diverticulitis o incluso celiaquía, pueden mejorar ostensiblemente si se sigue una dieta que controle el consumo de carbohidratos FODMAPs.

No solo en estas patologías se ha demostrado la mejoría con una dieta a bajo contenido en FODMAPs sino que, por ejemplo, también se dan mejorías en personas que sufren de reflujo y dispepsia ya que, una dieta baja en azúcares FODMAP reduce la hinchazón intestinal y por tanto, la presión que sufre el estómago. El efecto final es una reducción de la intensidad de los síntomas asociados al reflujo como ardor y náusea.

Antes de profundizar en el concepto de FODMAPs y su papel en la dieta es importante aclarar algunos aspectos esenciales que se refieren a las informaciones que encontraréis en este libro.

Las características más importantes a tener en cuenta antes de seguir una dieta FODMAP son:

> ✓ Es una dieta avalada por la investigación científica que mejora los síntomas en personas con SII y otras patologías gastrointestinales.
>
> ✓ Incluye todos los nutrientes para una alimentación sana y equilibrada
>
> ✓ Reduce flatulencia, diarrea, hinchazón abdominal, estreñimiento y demás síntomas asociados con el SII en un 75% de los casos, es decir, en 3 de cada 4 personas.

Es importante recalcar que este libro está basado en los resultados de centenares de artículos científicos publicados en los últimos años (ver sección final Bibliografía) pero no por eso será difícil de entender.

La filosofía de este libro está pensada para que **sea adapto a cualquier tipo de persona, con formación científica y sin ella**, ya que nuestro objetivo principal es hacer accesible a las personas que sufren de SII y otras patologías gastrointestinales, los resultados científicos que muestran como una dieta de consumo controlado de FODMAPs puede disminuir sus síntomas y mejorar su calidad de vida.

Definición de SII

Antes de meternos más a fondo con otros conceptos es importante definir que es el Síndrome del Intestino Irritable (SII) para así tener un punto de partida claro. Esto nos permitirá comprender mejor el papel de los FODMAPs y su relación con vuestro intestino

La definición internacional aceptada de SII es:

"Dolor e hinchazón abdominal en presencia de una defecación anómala en ausencia de otras explicaciones mecánicas, inflamatorias o bioquímicas para estos síntomas"

El SII es una patología funcional del aparato digestivo (FGID functional gastrointestinal disorder en inglés). Esto significa, como indicado en la segunda parte de la definición, que las pruebas diagnósticas realizadas a personas que se lamentan de los síntomas indicados anteriormente como flatulencia, diarrea, etc…, dan resultado negativo y no pueden ser explicadas por otra patología.

Esto es importante ya que, existen otras enfermedades más graves que pueden dar síntomas parecidos al SII y que deben tratarse de manera urgente como por ejemplo el cáncer de colon. De hecho, cuando una persona va al médico quejándose de los síntomas típicos del SII, el doctor, como primer paso, realizará una serie de pruebas (análisis de sangre, ecografía, colonoscopia, etc…) con el objetivo de descartar otras patologías potencialmente más peligrosas.

Una vez realizadas estas pruebas y obtenido un resultado negativo de ellas el médico te diagnosticará el SII. Por esto se denomina a esta patología una patología funcional porque la función del intestino esta alterada (produce dolor, no produce heces de la consistencia adecuada, la defecación es demasiado (in)frecuente, etc...).

En el caso del SII por ejemplo, las paredes del intestino aparecen normales en una colonoscopia, no hay ulceras o degradación del epitelio intestinal y tampoco se observan pólipos (estados iniciales benignos de tumores en el colon).

Estos resultados son positivos en el sentido que descartan otras enfermedades más graves como cáncer, Crohn, colitis ulcerosa, etc...

Por lo tanto, una cosa que hemos aprendido sobre el SII a través de su definición es el hecho de que el SII es una patología funcional y esto quiere decir que las pruebas médicas no desvelan su presencia sino que, el resultado negativo de dichas pruebas médicas y el conjunto de los síntomas descritos por el paciente son los factores necesarios para realizar un diagnóstico. Así el SII, como otras patologías funcionales, por ejemplo la dispepsia, se caracterizan por ser un conjunto de síntomas sin explicación directa por las pruebas que se realizan.

Diagnóstico del SII

Si nos paramos a pensar podemos ver cuanto haya sido difícil llegar a realizar un diagnóstico de SII hasta hace muy poco. De una parte el resultado de las pruebas era negativo pero por otro lado el paciente describía una serie de síntomas muy fastidiosos que disminuían fuertemente su calidad de vida.

Antes de que se tuvieran datos científicos más precisos el SII era considerado una pseudopatología, no reconocida por muchos médicos, que señalaban como origen de los síntomas a factores puramente psicológicos. Esto generaba una gran frustración en los pacientes ya que, además de sufrir los síntomas, se encontraban con un muro delante de ellos cada vez que iban al médico en busca de soluciones.

Afortunadamente, el avance de la ciencia ha incluido al SII dentro de las enfermedades reconocidas por un lado y por otro con la investigación sobre FODMAPs ha generado incluso explicaciones y estrategias de control para los síntomas.

Uno de los avances más importantes sobre SII de los últimos años ha sido **el desarrollo de cuestionarios sistemáticos y específicos que han servido para diagnosticar el SII** junto con el resultado negativo de las pruebas médicas. Si lo pensamos bien, un diagnóstico de SII se centra en los síntomas descritos por el paciente y la descripción de lo que las personas sienten puede variar mucho de persona a persona. Por esto son importantísimos estos cuestionarios porque ayudan a eliminar la subjetividad inevitable asociada a como cada persona cuenta sus síntomas.

Con este objetivo se han desarrollado, por parte de la comunidad científica, cuestionarios que aplicados a personas de las cuales se sospecha que puedan sufrir de SII, ayuden a esclarecer si el SII es su problema.

Las características principales de estos cuestionarios son la descripción y análisis exhaustivo de los síntomas del paciente desde distintos puntos de vista:

- ✓ Tipo
- ✓ Frecuencia
- ✓ Duración
- ✓ Intensidad

Los cuestionarios más prestigiosos y de mayor aceptación por parte de los profesionales del campo de la gastroenterología son los de la **Rome Foundation (North Carolina, USA**), a través de los cuales se puede llegar a una conclusión sobre si una persona sufre de un trastorno gastrointestinal funcional como el SII, la dispepsia, etc...

Si queréis profundizar sobre el argumento no dudéis en visitar su página web donde encontraréis una gran cantidad de información en inglés sobre el tema: *www.romecriteria.org* .

Una de las características más importantes de estos cuestionarios es **establecer con objetividad la duración y frecuencia de los síntomas**. Esto es importante ya que, es habitual que todos suframos de síntomas gastrointestinales de vez en cuando por comer alimentos en mal estado, por infecciones víricas, por comidas demasiado copiosas en las fiestas, etc...

En estos casos el cuestionario sirve a discernir si el paciente ha tenido episodios aislados que podrían ser considerados normales o bien se trata de un problema frecuente y que dura desde hace ya un tiempo, lo cual indicaría que podría tratarse de un caso de SII.

En el caso de personas que sufren de SII, los síntomas son frecuentes, intensos y forman parte de su vida desde hace al menos 6 meses. Así se pueden excluir síntomas pasajeros debidos a factores como los anteriormente mencionados.

En el caso particular de las personas que sufren de SII, los síntomas se presentan con una frecuencia, intensidad y duración mucho mayor. Por lo tanto, para identificar estas diferencias entre síntomas pasajeros y patología, es necesario el uso de protocolos estandarizados como el cuestionario que apenas hemos mencionado.

Si bien los cuestionarios de la **Rome Foundation** están constituidos por un elevado número de preguntas y son más exhaustivos os presentamos a continuación una versión simplificada de estos cuestionarios, con el objetivo de tener una idea preliminar de si una persona sufre de SII o no.

Respondiendo a las preguntas del cuestionario que encontraras en la página siguiente podrás comenzar a entender si, la causa de tus síntomas gastrointestinales, es debida al Síndrome del Intestino Irritable (SII).

Cuestionario Rome Foundation sobre SII simplificado

- ¿Sufres de dolor abdominal frecuentemente?

- ¿Estos dolores mejoran con la defecación?

- El inicio de tus síntomas (dolor o hinchazón abdominal, diarrea, etc...), ¿se ha asociado a cambios en el tipo de heces o en la frecuencia de la defecación?

- ¿Tu defecación es anómala, es decir, más de tres veces al día o menos de 2 veces a la semana?

- ¿La consistencia de las heces es extraña, demasiado liquida o dura?

- ¿Con la aparición de los síntomas ha cambiado también la consistencia de las heces?

- ¿Sufres de dolor/hinchazón abdominal más de tres veces a la semana?

- ¿Tienes a veces necesidad de ir urgentemente al baño?

- ¿Hace al menos seis meses que sufres dichos síntomas?

- ¿Los síntomas son frecuentes, es decir, más de seis veces al mes durante los últimos seis meses?

Si has respondido en manera afirmativa a un gran número de preguntas de nuestro cuestionario simplificado y los resultados de otras pruebas médicas (análisis de sangre, endoscopias, colonoscopias, ecografías, etc...) son negativos es muy probable que tu problema sea el Síndrome del Intestino Irritable y, una dieta a bajo contenido en FODMAPs puede aliviar tus síntomas y mejorar tu calidad de vida.

Puede que, después de haber completado nuestro cuestionario, pienses que puedes sufrir de SII y por tanto podrías ser sensible a los FODMAPs. Si es así no te debes preocupar ya que la buena noticia es que, los estudios científicos publicados más recientemente han demostrado que puedes mejorar ostensiblemente de tus síntomas siguiendo una dieta con un consumo controlado de FODMAPs.

Además, en las páginas siguientes te ayudaremos a organizar tu alimentación en este sentido así como te explicaremos todos los conceptos relacionados con los carbohidratos FODMAPs, con el objetivo simple y claro de que **te sientas bien siguiendo la dieta más sana, rica y variada y específica para ti.**

Recuerda que es importante que los síntomas que padeces hayan estado presentes en tu vida un cierto tiempo (al menos seis meses). Esto es importante ya que así podremos diferenciar síntomas gastrointestinales pasajeros que todos podemos sufrir de vez en cuando, de una patología gastrointestinal funcional como es el SII.

Este cuestionario simplemente te puede poner sobre la pista que buscas para dar una explicación a por que te sientes mal a veces y no consigues entender por qué. Por esto es de vital importancia señalar que **este cuestionario no sustituye un diagnóstico realizado por un médico gastroenterólogo especializado en patologías gastrointestinales funcionales**, simplemente es una ayuda para empezar a entender cuál puede ser la causa probable de tus síntomas.

Es muy importante no auto diagnosticarse y seguir el consejo de médicos especializados ya que, por ejemplo, existen patologías como la celiaquía que comparten síntomas con el SII pero requieren tratamientos específicos (alimentación exenta de gluten).

Una vez que vuestro gastroenterólogo de confianza examinará vuestros síntomas y os realizará diferentes pruebas para descartar otro tipo de patologías, podréis llegar a la conclusión de que tu problema es el SII y, en ese caso, este libro te será de gran ayuda para poder organizar tu alimentación

Finalmente, en el caso de que tu diagnosis no sea de SII sino **celiaquía, diverticulitis, colitis ulcerosa o enfermedad de Crohn**, es bueno saber que también existen pruebas científicas de que, una dieta con bajo contenido de FODMAPs, puede aliviar los síntomas de personas que sufren de estas patologías, siempre claro, siguiendo los tratamientos específicos para cada una de dichas patologías.

Por ejemplo, **un estudio publicado recientemente ha demostrado como, personas que sufren de celiaquía, si siguen una dieta con un consumo controlado de FODMAPs, pueden mejorar de síntomas como el dolor, la hinchazón abdominal o la diarrea.**

En muchos casos de personas celíacas los síntomas no desaparecen totalmente, incluso después de seguir una dieta sin gluten y por lo tanto, junto con una alimentación sin gluten, sería aconsejable seguir en paralelo una alimentación con un bajo contenido de FODMAPs y así reducir los síntomas asociados.

Si tenéis curiosidad y queréis profundizar sobre los estudios que dan base científica a lo que se dice en este libro, no olvidéis consultar la bibliografía en las últimas páginas de este libro. Allí hemos recopilado todos los estudios científicos más relevantes en el campo de los FODMAPs y en los cuales nos hemos basado a la hora de escribir este libro.

Otro consejo que os damos es, si queréis seguir una alimentación de bajo contenido en FODMAPs, **contactar un nutricionista experto en la materia**. Desgraciadamente no existen muchos profesionales del ambito de la nutrición (gastroenterólogos, nutricionistas, etc...) que estén actualizados con los últimos resultados científicos que nosotros te presentamos en este libro. Aún así sería interesante, una vez que has leído este libro de introducción al mundo de los FODMAPs, buscar consejo y seguimiento de un nutricionista experto en la materia. Así podrás organizar en la mejor manera posible tu alimentación y también tendrás el apoyo de un profesional para resolver todas tus dudas.

Un especialista formado en el ámbito de los FODMAPs será el único que podrá aconsejarte de manera acertada en los siguientes temas:

- ✓ A qué FODMAPs eres más sensible.
- ✓ Qué alimentos que contienen FODMAPs deberías evitar.
- ✓ Qué alimentos que contienen FODMAPs deberías reducir su consumo.

De cualquier manera, este libro es la mejor manera para familiarizarte con los carbohidratos FODMAPs y empezar a entender cómo pueden afectar a tus síntomas gastrointestinales, sea que sufres de SII o de otras patologías con una sintomatología similar.

Capítulo 3. Introducción al concepto de FODMAPs

El término FODMAPs se refiere a carbohidratos simples o de cadena corta presentes en algunos alimentos como verduras, fruta, legumbres, leche y otros productos que consumimos regularmente como medicinas y caramelos.

Estos azucares son fermentados en el intestino grueso por las bacterias presentes (flora intestinal) provocando una gran producción de gas por un lado y por otro lado afectando a la formación de las heces debido a su capacidad osmótica. Esta capacidad osmótica (atraen agua) provoca que las personas sensibles a los FODMAPs tengan problemas en la correcta formación de las heces, lo cual da lugar a diarrea en algunos casos o estreñimiento en otros.

Para entender mejor que significa el acrónimo FODMAPs vamos a partir de su significado en inglés;

Fermentable
Oligosaccharides
Disaccharides
Monosaccharides
And
Polyols

Este término, útil para definir a estos carbohidratos en jerga científica internacional, lo podemos traducir como:

Polioles o polialcoholes (Polyols)
Monosacáridos (Monosaccharides)
Disacáridos (Disaccharides)
Y (And)
Oligosacáridos (Oligosaccharides)
Fermentables (Fermentable)

Por lo tanto, el significado de FODMAPs se basa en dos aspectos fundamentales de estos azúcares:

✓ **Naturaleza química:** Son azúcares simples o de cadena corta (monosacáridos, disacáridos, polioles, y oligosacáridos).

✓ **Efecto dentro de nuestro organismo:** Son usados como alimento (fermentación) de manera rápida por las bacterias intestinales.

Una vez que hemos aclarado el origen del acrónimo FODMAPs, podemos ir un paso más allá y analizar los descubrimientos científicos que han relacionado estos azúcares con el SII. Dichos estudios, publicados en los últimos años, han demostrado que **la baja capacidad de absorción o digestión de estos azucares en el intestino de los seres humanos**, está relacionada con la aparición de síntomas en sujetos sensibles como son:

✓ Dolor abdominal o hinchazón

✓ Diarrea

✓ Estreñimiento

✓ Flatulencia

✓ Cansancio y dolor de cabeza frecuente

✓ Etc.

Además estos estudios científicos han demostrado que las personas que siguen una dieta con un consumo controlado de FODMAPs mejoran de sus síntomas en un 75% de los casos

Esto quiere decir que tres de cada cuatro personas mejoran de sus síntomas, el cual es un porcentaje muy alto de éxito. Si tenemos en cuenta el éxito de la terapia estándar recomendada hasta ahora para el SII que es solo de un 10% de casos, nos damos cuenta de cuanto puede ser efectivo e importante controlar el consumo de FODMAPs.

Hasta ahora la terapia estándar que se recomendaba para las personas afectadas de SII era el consumo de fibra, casi siempre en forma de suplementos, pero como hemos visto su eficacia es muy discutible y no solo eso, según qué tipo de fibra contienen los suplementos, puede incluso empeorar la situación.

Por lo tanto, resumiendo, el seguir una dieta que controla el consumo de FODMAPs se ha demostrado que mejora notablemente la calidad de vida de personas con SII mediante **una disminución de la frecuencia y de la intensidad de sus síntomas**. Además, algunos estudios, recomiendan la dieta FODMAP para disminuir los síntomas similares que el SII comporte con patologías como la celiaquía, la colitis ulcerosa o la enfermedad de Crohn.

Capítulo 4. ¿Cómo se comportan los FODMAPs dentro de nuestro organismo?

Los FODMAPs, se comportan de manera específica dentro de nuestro organismo y esto se debe a que no son digeridos ni absorbidos de una manera eficiente por parte del intestino delgado de los seres humanos. Esto conlleva que los FODMAPs lleguen hasta el intestino grueso en grandes cantidades donde;

✓ **Son fermentados por las bacterias presentes**. Esta fermentación da lugar a la producción de una gran cantidad de gas en muy poco tiempo, el cual es responsable de la hinchazón característica que sufren las personas con SII y que en la mayoría de los casos provoca un fuerte dolor abdominal debido a la presión que ejerce este gas sobre las paredes intestinales.

✓ **Desequilibran el balance de fluidos en el intestino grueso:** A causa de su elevada capacidad osmótica, es decir, de atraer líquidos, los FODMAPs pueden obstaculizar la correcta absorción de agua que se produce en esta zona del intestino y que es necesaria para la correcta formación de las heces.

La interferencia de los FODMAPs en la correcta formación de las heces da lugar a diferentes alteraciones en la defecación que además se usa para clasificar el SII en tres tipos:

- **SII con diarrea predominante.**
- **SII con estreñimiento predominante.**
- **SII alternado** (diarrea y estreñimiento en períodos alternados).

En conclusión, estos son los efectos principales que producen los FODMAPs en el interior de nuestro organismo y que amplifican los síntomas de personas afectadas de SII o patologías relacionadas. Estos efectos y síntomas se combinan en maneras especificas en cada individuo y por lo tanto hay personas que se lamentan sobre todo de hinchazón y dolor abdominal, otras de diarrea y flatulencia, etc...

Capítulo 5. La digestión

Antes de profundizar sobre los FODMAPs y el SII, creemos que es una buena idea conocer mejor cómo funciona el proceso digestivo en los seres humanos. Saber cómo digerimos los alimentos y absorbemos los nutrientes en ellos contenidos, nos ayudará a entender mejor como provocan sus efectos en nuestro organismo los FODMAPs y por qué provocan síntomas en personas con SII.

En primer lugar la función del aparato digestivo es la de introducir los alimentos en nuestro organismo para después digerirlos. Una vez digeridos podemos obtener la energía y nutrientes que necesitamos para poder sobrevivir. Además es el encargado de expeler los residuos no digeridos y otros productos resultantes de nuestro metabolismo.

La digestión comienza en la boca con la saliva y los enzimas que esta contiene. Una vez que los alimentos han sido deglutidos, el llamado bolo alimenticio pasa a través del esófago y llega al estómago. En el estómago, debido al ácido presente, los alimentos se transforman en una especie de masa semi digerida que está lista para entrar en el intestino delgado, donde se completa la digestión con otra serie de enzimas.

Los nutrientes extraídos de los alimentos durante la digestión se absorben principalmente en el intestino delgado y de esta manera pasan a la circulación sanguínea para que sean distribuidos y usados o bien almacenados según las necesidades de nuestro organismo.

La parte restante que no ha sido digerida y/o absorbida pasa lentamente desde el intestino delgado al intestino grueso donde se absorben agua, sales minerales y tiene lugar la formación de las heces.

Es en esta parte del aparato digestivo donde los FODMAPs provocan problemas ya que, **al no ser absorbidos ni digeridos de manera eficiente en el intestino delgado pasan intactos al intestino grueso donde son fermentados rápidamente (consumidos como alimento) por las bacterias que forman la flora intestinal.** Esta fermentación produce una gran cantidad de gas en poco tiempo lo cual contribuye a la hinchazón, dolor abdominal y flatulencia tan molesta que sufren las personas con SII.

Por otro lado, la presencia de grandes cantidades de FODMAPs en el intestino grueso provoca **un desequilibrio en el proceso de absorción de agua y formación de las heces antes comentado.** Esto da como resultado que el proceso de formación de estas se ve alterado y se dan **casos de diarrea, estreñimiento o a veces el denominado SII alternado con periodos de diarrea seguidos por otros de fuerte estreñimiento.**

Aunque si la producción de gas intestinal excesiva puede ser un síntoma muy doloroso en personas afectadas de SII, la fermentación y la producción de gas que conlleva, son procesos fisiológicos normales y beneficiosos para el organismo.

El problema se da cuando, en personas sensibles, la producción de gas se da de manera muy rápida. Esto da lugar a un incremento de la presión intra intestinal que se percibe por el paciente como hinchazón dolorosa.

En el intestino grueso podemos encontrar un gran número de bacterias de diferentes tipos, de hecho, **itenemos un mayor número de bacterias en el intestino que células en nuestro propio organismo!**

37

Estas bacterias encuentran alimento en los restos de comida que nosotros no digerimos o absorbemos bien (como los FODMAPs) y dan lugar a otros productos de la fermentación como son **los ácidos grasos de cadena corta (SCFA Short Chain Fatty Acids en inglés)** que sirven de alimento a las células de la pared intestinal.

Esto nos ayuda a comprender como la fermentación sea un proceso necesario y beneficioso ya que también produce sustancias necesarias para nuestro organismo, como los SCFA. Sin estos SCFA las células de la pared intestinal no podrían sobrevivir y la salud de nuestro intestino se vería comprometida.

Incluso el gas que producen algunas de estas bacterias es usado por otras como alimento para poder sobrevivir por lo que, resumiendo, **la producción de gas intestinal es un proceso absolutamente normal** que ocurre en nuestro organismo solo que, en personas sensibles, puede convertirse también en una fuente de dolor y otros problemas, lo cual disminuye la calidad de vida.

Capítulo 6. ¿Por qué los FODMAPs provocan síntomas a algunas personas y a otras no?

Una vez que hemos entendido el proceso de la digestión de los alimentos y de cómo las bacterias presentes en nuestro intestino se alimentan de las sustancias presentes en los productos que consumimos, os surgirá una pregunta.

¿Por qué un proceso natural y beneficioso para nuestro organismo produce síntomas dolorosos?

¿Por qué en algunas personas se desencadenan síntomas tras la ingestión de FODMAPs y en otras no?

La respuesta a esta pregunta es compleja y a día de hoy, la ciencia no tiene una respuesta única aunque si indicios que nos pueden ayudar a comprender el porqué de esta cuestión.

Uno de los motivos puede residir en la estrecha comunicación entre intestino y cerebro. De hecho, nuestro sistema nervioso controla los diferentes procesos de la digestión y existe una parte dedicada específicamente al control de los procesos gastrointestinales, el sistema nervioso entérico (Enteric Nervous System, ENS en inglés). Debido a esta conexión entre digestión y sistema nervioso, a veces se denomina al intestino como **segundo cerebro**.

Con el ejemplo de la cafeína podemos entender mejor esta interrelación entre sistema nervioso y aparato digestivo. La cafeína es un conocido estimulante de las neuronas de nuestro cerebro y por esta razón, cuando tomamos el café por la mañana nos despertamos ya que la cafeína encuentra receptores específicos en nuestras neuronas cerebrales que aumentan la actividad de estas.

Por otro lado, seguro que habéis notado también como, después de tomar café a muchas personas sienten la necesidad de ir al baño y esto es debido a que también se estimulan las neuronas del sistema nervioso entérico porque presentan los mismos receptores que las neuronas del cerebro. Esta estimulación por parte de la cafeína hace que estas neuronas den la orden de producir contracciones a los músculos de la pared intestinal, lo cual es interpretado por el organismo como una señal para evacuar.

Con este ejemplo hemos conseguido ilustrar la íntima relación existente entre cerebro e intestino y podemos intuir como, cada persona presenta una relación cerebro-intestino diferente lo cual puede hacer que lo que una persona percibe como doloroso otra persona no lo perciba de la misma manera.

Existen algunos estudios científicos publicados en los que se han realizado **escáneres cerebrales** en personas aquejadas de SII y otras que no. En el caso de pacientes de SII los centros neuronales encargados de procesar el dolor presentan una mayor actividad, lo cual podría explicar en parte porque esas personas experimentan como una sensación muy dolorosa la producción de gas excesiva.

Otro factor a tener en cuenta es la **producción de lactasa**, que es la enzima encargada de digerir la lactosa (FODMAP) en sus componentes, glucosa y galactosa. Cada apersona produce un nivel determinado de lactosa el cual define la capacidad o no de digerir la lactosa presente en la leche y sus derivados. Personas con una baja producción de lactasa tendrán mayor dificultad al digerir la lactosa y esto aumentara la probabilidad de sufrir síntomas típicos del SII.

Además la producción de la enzima lactasa no es una constante a lo largo de la vida de una persona. Nuestra capacidad de digerir la leche suele ser inversamente proporcional a la edad, es decir, es máxima en los primeros meses/años de nuestra vida para ir disminuyendo a lo largo de esta. Esto se debe a que a nuestros antepasados, antes del surgir de la ganadería y la agricultura, la lactasa les servía exclusivamente para poder digerir la leche materna.

Después surgió una mutación que ha hecho que muchos de nosotros pueda digerir, y por tanto beneficiarnos, del consumo de leche y sus derivados, dándonos una ventaja desde el punto de vista evolutivo.

Curiosamente la capacidad para digerir la lactosa es diferente entre los distintos grupos étnicos. Por ejemplo la tolerancia a la lactosa está cerca del 100% en los pueblos con gran tradición ganadera como los del norte de Europa y por otro lado es mínima en pueblos de África y Asia que se han dedicado predominantemente a la agricultura. Estos pueblos, principalmente agricultores, tienen casi imposible digerir la lactosa ya que la leche no ha formado parte de su alimentación durante miles de años y por lo tanto no se ha seleccionado una mutación que les haya permitido beneficiarse de su consumo, como en nuestro caso.

En otros casos, como la fructosa y los polioles, hay personas que presentan una **mayor capacidad de absorción** de estos compuestos (aunque si la capacidad es baja en los seres humanos en general) y por lo tanto, una mayor capacidad de absorción se traduce en una menor presencia de FODMAPs en el intestino grueso que es donde los FODMAPs dan problemas. En el caso de personas con una capacidad de absorción muy baja, los FODMAPs permanecerán en el intestino y esto aumentará la probabilidad de fermentaciones rápidas que darán lugar a una gran cantidad de gas y por lo tanto hinchazón y dolor abdominal además de diarrea por la capacidad osmótica de estos azúcares.

41

Otro campo de investigación que busca respuestas a las preguntas con las que empezábamos este capítulo es el que se ocupa del estudio de las poblaciones de microorganismos que podemos encontrar en nuestro organismo (**Gut Microbiota**, en inglés). Algunos estudios han evidenciado como existen diferencias entre los tipos de bacterias que podemos encontrar en el intestino de una persona respecto a otra.

Cada bacteria tiene una preferencia por ciertas moléculas u otras a la hora de alimentarse y esto puede llevar a que diferentes perfiles de bacterias pueden dar lugar a diferentes tipos de fermentaciones y así a producciones de gas distintas que pueden favorecer o minimizar los síntomas de personas con SII.

También se ha visto como **ciertos procesos patológicos** pueden estar relacionados con la aparición de los síntomas típicos del SII.

Estudios recientes han demostrado como la aparición de síntomas del SII puede estar asociada a fuertes gastroenteritis de tipo vírico que se piensa hayan podido dañar ciertas zonas del intestino, como por ejemplo las células del epitelio intestinal encargadas de la producción de lactasa. Esta daño sufrido en las paredes del intestino puede mermar la producción de lactasa y desencadenar en la persona una disminución de la capacidad de digestión de lactosa y por tanto un aumento de problemas gastrointestinales por consumo de leche y derivados.

Existen casos en los que, mujeres que han debido realizar una mastectomía y como consecuencia de la reorganización de músculos en la cavidad abdominal, han reportado la aparición o empeoramiento de síntomas típicos del SII.

Esto puede ser debido a que el espacio dentro del abdomen se haya visto modificado después de la cirugía, dando lugar a que el intestino tenga menos espacio para expandirse y una producción de gas excesiva sea percibida como dolorosa.

Otro ejemplo de cómo, después de procesos quirúrgicos, pueden desencadenarse síntomas típicos del SII, es la extirpación de una parte del intestino, como sucede en algunos pacientes con la enfermedad de Crohn.

Cuando se extirpa una parte del intestino los tiempos de tránsitos intestinal se modifican lo cual puede dar lugar a que los alimentos pasen demasiado rápidamente a través del intestino, empeorando la digestión y/o absorción de los carbohidratos FODMAPs, los cuales pueden llegar en cantidades excesivas al intestino grueso desencadenando síntomas como hinchazón, flatulencia, diarrea, etc...

Como hemos visto **existen una gran cantidad de factores que pueden influir en el hecho de que una persona sufra o no el SII**. En cada persona se conjugan una serie de factores, cada uno con un peso específico, para dar como resultado que ciertas personas sean capaces de consumir FODMAPs sin sentirse mal y otras sufran síntomas como los anteriormente descritos a la hora de consumir estos carbohidratos en su dieta.

Por lo tanto, sea cual sea el origen o causa de la sensibilidad a los FODMAPs de una persona, lo importante es aprender donde se encuentran estos azúcares, a cuales eres más sensible y como debes planificar tu alimentación para que sea variada y saludable, manteniendo al mínimo los síntomas. La misión de este libro es ayudarte en todo esto, así que continúa leyendo y aprenderás como debes gestionar los FODMAPs en tu dieta para sentirte bien.

Una vez que hemos explicado el proceso digestivo y hemos profundizado sobre las posibles causas del SII, vamos a detenernos a clarificar algunos conceptos relacionados con la nutrición y los problemas gastrointestinales que pensamos pueden ayudarnos a sacar el mayor partido a este libro.

Capítulo 7. Alergias vs intolerancias alimentarias

Existe una gran confusión entre el público general respecto a los conceptos de alergia e intolerancia alimentaria. A veces se usa un término en lugar de otro y esto aumenta la confusión entra ambos.

A continuación vamos a exponer brevemente las diferencias más significativas entre ambas con el objetivo comprender mejor los tipos de reacciones adversas que puede acarrear el consumo de ciertos alimentos.

Las **alergias alimentarias** tienen una serie de características específicas que podemos enumerar como:

✓ Son menos frecuentes, afectan a 1 persona de cada 50 (aprox. un 2% de la población).

✓ El mecanismo de acción implica al sistema inmunitario a través de anticuerpo IgE.

✓ Pueden dar lugar a grandes complicaciones como el shock anafiláctico.

✓ Los efectos se presentan casi inmediatamente después de consumir el alimento en cuestión (alérgeno).

✓ Cada vez que entramos en contacto o consumimos el alimento se desencadena la misma respuesta, incluso en el caso de que la cantidad de alimento sea mínima.

Por ejemplo, una persona puede tener una reacción adversa a las proteínas de los frutos secos por lo que, inmediatamente después de ingerir cualquier cantidad, incluso pequeña, se desencadena una respuesta del sistema inmunitario y a esto lo llamamos alergia alimentaria.

En este caso el consumo del alérgeno junto con otros alimentos, la cantidad ingerida, etc... no influye en la aparición o no de dicha respuesta alérgica.

Por otro lado, las **intolerancias alimentarias** presentan otro tipo de características:

✓ Son más comunes, afectan a 1 de cada 5 personas (un 20% de la población)

✓ No interviene el sistema inmunitario en la respuesta del organismo.

✓ Las respuesta del organismo es variable y depende de diversos factores (cantidad de alimento, consumo junto con otros alimentos, etc...)

✓ No provocan reacciones graves como el shock anafiláctico pero pueden dar lugar a una disminución significativa de la calidad de vida de la persona afectada.

Entre los síntomas asociados a las intolerancias alimentarias encontramos hinchazón, flatulencia, diarrea, dolor abdominal, dolor de cabeza, erupciones cutáneas, etc...

Todos estos síntomas son los mismos que pueden causar los alimentos ricos en FODMAPs en personas con SII y otras patologías con síntomas similares. Por lo tanto**, en el caso de los FODMAPs hablamos de intolerancia alimentaria y no de alergia.**

La intensidad y las condiciones necesarias para desencadenar estos síntomas dependen de diversos factores y existe una gran variabilidad en la respuesta del organismo.

Esto genera mucha confusión entre las personas que sufren de SII ya que a veces piensan que pueden ser intolerantes a uno o varios alimentos pero otras veces los consumen y no les da problemas, ya que la reacción adversa depende de la cantidad que se haya consumido, que se ha consumido en las otras comidas del día, etc...

Para ayudarte a no perderte en esta variabilidad y darte las herramientas necesarias para poder gestionar el consumo de FODMAPs dentro de tu alimentación, este libro te ayudará a:

1. **Reducir los síntomas provocados por la intolerancia a los FODMAPs.**

2. **Identificar que alimentos y productos que consumes presentan una gran cantidad de FODMAPs.**

3. **Establecer la estrategia necesaria para reducir al mínimo los síntomas manteniendo una dieta saludable a la vez.**

Capítulo 8. Otras patologías gastrointestinales

A continuación vamos a enumerar otras patologías gastrointestinales que no son el SII con el objetivo de profundizar nuestro conocimiento en el campo y así no confundir el SII con otras enfermedades del aparato digestivo. Además veremos cómo se ha demostrado en diferentes estudios que el seguir una dieta baja en FODMAPs puede ser interesante incluso en otros tipos de patologías que comparten síntomas similares con el SII.

Reflujo gastroesofágico

La sensación de quemazón en el estómago, que a veces se extiende incluso al pecho es, según estudios científicos, una de la causa más común por la que las personas acuden a la consulta de un gastroenterólogo. Esta quemazón es la expresión de una patología gastrointestinal llamada reflujo gastroesofágico (GERD en inglés) que afecta a un gran número de personas en todo el mundo. Por ejemplo sucede a muchas mujeres embarazas que, debido a que el crecimiento del feto provoca un desplazamiento del estómago dentro de la cavidad abdominal, los síntomas como eructos y ardor de estómago aumentan conforme avanza el embarazo.

El reflujo es un síntoma característico asociado a la digestión ya que implica la salida del estómago de una parte de su contenido acido hacia el esófago, el tubo que conecta la boca con el estómago. El epitelio del esófago (las células que recubren sus paredes) no está preparado para la acidez de los jugos gástricos que contiene el estómago, lo cual provoca la irritación de este y da lugar a esta sensación de ardor en el pecho.

El reflujo (GERD) tiene como origen un mal funcionamiento del esfínter encargado de cerrar el paso al contenido del estómago, el cardias. Este esfínter no realiza correctamente su labor de contención y al fallar permite el paso del contenido acido del estómago hacia el esófago.

Existen muchos factores que pueden empeorar la intensidad del reflujo como por ejemplo el consumo de ciertos alimentos, el estrés o extenderse horizontalmente después de las comidas.

Una de las características principales del reflujo es que se suele presentar poco después de haber comido. Este factor es muy importante para no confundir las sensaciones que produce el reflujo con síntomas relacionados con el consumo de FODMAPs. En el caso de los FODMAPs, los síntomas tardan más en presentarse y no lo hacen inmediatamente después de haber terminado de comer. Esto se debe porque se necesita un cierto tiempo, llamado tránsito intestinal y que es específico de cada persona, para que los FODMAPs viajen hasta el intestino grueso, que es el lugar en el que estos carbohidratos corta ejercen sus efectos.

En el caso del reflujo se ha demostrado como algunos alimentos empeoran los síntomas como por ejemplo el café, el tomate, los cítricos, las bebidas a base de cafeína, te, coco o cola, ya que estos productos estimulan la producción o aumentan el contenido de ácido en el estómago. Además, el cacao y los productos a base de este contienen unos compuestos denominados xantinas que favorecen la relajación de los esfínteres como el cardias, y aumentan la probabilidad de reflujo. Finalmente los alimentos fritos o ricos en grasa también empeoran la situación ya que aumentan el tiempo de permanencia en el estómago (hacen más lenta la digestión) lo cual puede contribuir a una mayor probabilidad de reflujo.

Otros factores, no asociados directamente a la alimentación como, tabaco o algunos medicamentos (alendronato, ibandronato, nifedipina, ibuprofeno) también se ha demostrado que tienen un impacto negativo en el cuadro clínico del reflujo gastroesofágico.

Aunque si se trata de una patología completamente diferente, estudios recientes han indicado mejoría del reflujo en personas que siguen una dieta a bajo contenido en FODMAPs. Esto se debe a que una dieta baja en FODMAPs promueve un menor contenido de gas en intestino y por tanto este ocuparía un menor volumen dentro de la cavidad abdominal. Como el espacio en esta cavidad es limitado, un menor volumen de intestino dejaría más espacio al estómago, comprimiéndolo en menor medida y reduciendo la probabilidad de reflujo ácido.

Dispepsia funcional

Algunas personas presentan síntomas como hinchazón abdominal, nausea y eructos continuos, sobre todo, apenas han terminado de comer o a veces incluso antes de terminar. Esta patología se denomina dispepsia funcional y se caracteriza por una sensación de malestar asociada a las comidas que puede incluir uno o varios de los síntomas anteriormente citados. Generalmente el malestar se presenta al final de las comidas o poco después que esta ha terminado. Es una patología que afecta a un 20% de población, con igual frecuencia a hombres que ha mujeres.

Muchas personas piensan que una úlcera de estómago puede ser la raíz de sus síntomas ya que tanto la dispepsia funcional como la úlcera de estómago comparten síntomas muy similares. Una gastroscopia en el caso de la dispepsia funcional no saca a la luz ningún daño del epitelio estomacal y por tanto se descarta la ulcera. Como en el caso del SII no se detectan anomalías en las pruebas médicas realizadas (análisis de sangre, gastroscopias, etc...) que ayuden a entender el origen de los síntomas, por lo cual se trata también de una patología gastrointestinal funcional.

En el caso de la dispepsia funcional existen no existe un tratamiento farmacológico que erradique los síntomas, solo algunos paliativos como antiácidos, inhibidores de la bomba de protones, etc... Lo que si existen son una serie de recomendaciones de estilo de vida relacionadas con las comidas que ayudaran a una aparición menos frecuente de los síntomas y a una menor intensidad de estos.

Estas son:

- Reducir la cantidad de las comidas principales (almuerzo y cena) y realizar 5 comidas al día.

- Comer lentamente y masticar al menos 15 veces cada bocado.

- Las comidas se deben hacer en tranquilidad y dedicarle al menos entre 30 y 40 minutos.

- Evitar el uso de caramelos y chicles ya que aumentan la entrada de aire en el estómago.

Recientemente, algunos estudios científicos, han evidenciado como el tratamiento antibiótico para la erradicación de ulceras de estómago provocadas por la bacteria Helicobacter Pylori no eliminan en todos los casos los síntomas asociados a estas ulceras (muy parecidos a los síntomas propios de la dispepsia funcional). En estos casos es importante seguir los consejos indicados anteriormente para paliar en la medida de lo posible los síntomas.

Enfermedad de Crohn y Colitis Ulcerosa

Dos patologías que se confunden de manera frecuente debido a sus similitudes fisiopatológicas y que en ambos casos se caracterizan por diarrea crónica como síntoma principal son la enfermedad de Crohn e la colitis Ulcerosa. Estas dos enfermedades son muy fastidiosas ya que la calidad de vida de las personas que las padecen se ve afectada por una diarrea crónica y muy frecuente, con varios episodios diarios.

Ambas patologías se engloban dentro de las enfermedades inflamatorias intestinales (EII) ya que existen una inflamación de las paredes del aparato digestivo lo cual lleva a su deterioro y formación de ulceras. En este caso no se trata de patologías funcionales ya que, existen daños físicos visibles como los anteriormente mencionados y que pueden ser observados con endoscopias y colonoscopias por ejemplo.

En ambos casos las enfermedades se presentan con períodos alternados en los que los síntomas se presentan con mayor crudeza y otros periodos prácticamente asintomáticos. En el caso de la enfermedad de Crohn la inflamación y degeneración del epitelio puede afectar a cualquier tramo del tracto gastrointestinal, de la boca al ano, mientras que en el caso de la colitis ulcerosa los procesos inflamatorios y sus efectos nocivos están circunscritos al intestino grueso, sobretodo el recto.

Por ahora no se ha identificado una causa para dichas patologías pero se piensa que una predisposición genética así como factores externos como el estrés pueden ayudar a su aparición.

Varias publicaciones científicas han demostrado como, una dieta de bajo contenido de FODMAPs, está indicada para mejorar los síntomas gastrointestinales similares a aquellos que se presentan en el SII, como diarrea, hinchazón, flatulencia, etc... y que también se dan en la enfermedad de Crohn y en la colitis ulcerosa. Por lo tanto este libro puede ser interesante para personas afectadas de por estas patologías.

Sensibilidad al gluten no celíaca

La sensibilidad al gluten no celíaca es una patología descrita recientemente por la medicina en la cual se presentan síntomas después del consumo de alimentos que contienen gluten pero las pruebas que se realizan normalmente para determinar si una persona es celíaca (predisposición genética DQ2/DQ8, presencia de anticuerpos, atrofia del epitelio intestinal, etc...) son negativas.

Se cree que el mecanismo que estas detrás de esta sensibilidad no celíaca al gluten es una **respuesta inmunitaria innata a diferencia de la celiaquía que es una respuesta autoinmune.** Esto explicaría por qué en el caso de una persona celíaca podemos medir en la sangre anticuerpos anti-transglutaminasa o anti-endomisio, los cuales están ausentes en personas sensibles al gluten pero no celíacos.

Si bien la sensibilidad al gluten no celíaca es un proceso patológico fisiológicamente diferente de la celiaquía, el tratamiento a seguir pasa por excluir los alimentos que contienen gluten de la dieta. Como hemos visto anteriormente, **incluso siguiendo una dieta sin gluten, algunas personas informan de que continúan a presentar síntomas gastrointestinales y en estos casos, se ha visto como una dieta de control de carbohidratos FODMAPs puede ayudar a disminuir aún más los síntomas gastrointestinales que aún permanecen.**

Diverticulitis

Un divertículo es una especia de protuberancia que se proyecta desde un órgano. En el caso de la diverticulitis, estas protuberancias se forman principalmente en la parte del colon denominada **colon sigmoideo**, una zona muy estrecha (es la parte del colon con menor diámetro) y sometida a altas presiones.

Debido a las reducidas dimensiones del colon sigmoideo, la presión que se genera al pasar los alimentos es muy alta en esta zona lo cual promueve la aparición de estos divertículos. El problema se puede agravar aún más cuando estos divertículos se infectan e inflaman lo cual da lugar al aumento de glóbulos blancos en circulación así como a fiebre, diarrea, nausea e incluso sangrado rectal.

La medicina ha identificado diversos factores que contribuyen a la aparición de estos divertículos:

- ✓ Estrés y ansiedad.
- ✓ Dieta poco saludable.
- ✓ Edad superior a los 50 años.

Aunque si la diverticulitis comparte síntomas con el SII como por ejemplo diarrea y náusea, se trata de una patología completamente diferente.

Tú medico gastroenterólogo de confianza, mediante una endoscopia, puede valorar específicamente tu caso y por lo tanto, si además de diarrea o hinchazón presentas sangre en las heces o fiebre deberías acudir urgentemente a su consulta para que realice las pruebas necesarias para conocer la causa concreta de tus síntomas.

Lo que nosotros podemos decirte respecto a la dieta y al diverticulitis es que, una dieta a bajo contenido en FODMAPs puede ayudarte con síntomas asociados a esta enfermedad, además de reducir el dolor debido a que, una menor producción de gas mediante el control de FODMAPs en la alimentación, reducirá la distensión intestinal.

Sobrecrecimento bacteriano intestinal (SIBO, inglés)

En los últimos años se ha descrito el sobrecrecimiento bacteriano en el intestino delgado como una causa de dolor e hinchazón abdominal en muchas personas. El intestino delgado, al contrario del intestino grueso, contienen una cantidad mucho menor de microorganismos, por tanto un crecimiento excesivo de estos puede llevar a sufrir a ciertas personas de síntomas muy dolorosos ya que, un mayor número de bacterias y levaduras en esta zona del intestino producirá una producción excesiva de gas y este al expandirse causará dolor en la persona afectada.

En estos casos el problema se agrava porque esta zona del intestino tiene un diámetro menor que el intestino grueso. Por lo tanto un aumento de gas provocará un incremento de presión y del dolor debido a las reducidas dimensiones de esta zona del intestino.

Tu médico de confianza puede realizar pruebas específicas para discernir si tu caso es o no SIBO. Una vez diagnosticado este sobrecrecimiento bacteriano como origen de tu hinchazón y dolor abdominal, te prescribirá un tratamiento con antibióticos encaminado a reducir el número de microorganismos creciendo anómalamente en el intestino delgado.

Una dieta de bajo contenido en FODMAPs es una buena opción en estos casos ya que, estos microorganismos prefieren los FODMAPs como fuente de energía y si en tu dieta los FODMAPs están en altas concentraciones, la intensidad de fermentación, la producción de gas y del dolor se dispararán. Por otro lado un consumo bajo de FODMAPs disminuirá la fermentación microbiana intestinal, con esta bajará también la cantidad de gas producido y el dolor se reducirá.

Capítulo 9. ¿Qué son los FODMAPs?

Ahora que hemos aclarados algunos conceptos y hemos introducido el concepto de FODMAPs, llega el momento de profundizar sobre el tema con el objetivo de saber qué son los FODMAPs, cuántos tipos existen, en qué alimentos los podemos encontrar en mayores cantidades y cómo podemos organizar nuestra dieta para mantener al mínimo los síntomas manteniendo a la vez una dieta variada, rica y saludable.

Los FODMAPs son azúcares (carbohidratos) que se encuentran en fruta, verdura, cereales y también en otros productos como medicamentos, caramelos o chicles. El termino FODMAP fue acuñado por investigadores de la Monash University de Melbourne (Australia), los cuales fueron los primeros a describir los efectos de estos en el intestino y su relación con el SII. De hecho una gran parte de los artículos publicados en la materia pertenecen a dicho grupo de investigación.

> **Te preguntarás, ¿qué hace especiales a estos azúcares? ¿No es un azúcar, la glucosa, la fuente principal de energía para los seres humanos? ¿Cómo es posible que provoquen estos síntomas, tan dolorosos e incómodos?**

Aunque si los FODMAPs son carbohidratos o azúcares, no todos los carbohidratos son iguales y si bien es cierto que la glucosa, un azúcar, es la principal fuente de energía de las células de nuestro cuerpo, existen muchos tipos de azúcares diferentes cada uno con sus propiedades y características químicas y bioquímicas específicas.

A continuación vamos a ver qué hace especiales a estos carbohidratos y como su presencia en la dieta está relacionada con un empeoramiento de síntomas asociados al SII.

La cuestión clave está en que, estos carbohidratos, aunque si químicamente diferentes entre ellos, presentan una serie de características comunes, las cuales son responsables de los síntomas en personas afectadas de SII y patologías gastrointestinales con síntomas afines.

- ✓ Su **absorción/digestión es lenta e ineficiente** en los seres humanos y por esto permanecen en el intestino si ser absorbidos ni digeridos.

- ✓ Al no ser absorbidos y debido a su **alta capacidad osmótica** (de atraer agua), provocan un desequilibrio de fluidos en el intestino lo cual interfiere con la correcta formación de las heces y puede dar diarrea o estreñimiento crónico o bien una alternancia con periodos de diarrea y periodos de estreñimiento según la persona.

- ✓ Son el alimento preferido de las bacterias intestinales, que los **fermentan** (los digieren) de manera rápida generando una gran cantidad de gas en muy poco tiempo. Esto provoca hinchazón, dolor abdominal y flatulencia en personas sensibles a estos azucares.

- ✓ Se ha demostrado en gran cantidad de estudios científicos como la reducción de FODMAPs en la alimentación disminuye los síntomas gastrointestinales en un **75%** de los casos estudiados.

Ahora que hemos descrito las características principales de los FODMAPs es fácil entender la conexión entre estos y los efectos que provocan en el intestino de las personas afectadas de SII.

La primera característica de estos FODMAPs es la **dificultad que tenemos para digerirlos o absorberlos** y que hace que, en vez de atravesar las paredes intestinales y pasar a la circulación sanguínea para ser usados o almacenados en otras partes de cuerpo, como sucede con los demás nutrientes, permanezcan dentro del intestino.

Una vez que han llegado a la parte final del intestino son una fuente de energía para las bacterias presentes y son consumidos a gran velocidad. El resultado del metabolismo de estas bacterias que se alimentan de los FODMAPs es una gran cantidad de gas producido en poco tiempo.

Este gas aumenta drásticamente la presión en las paredes del intestino induciendo hinchazón y un intenso dolor abdominal. Por otro lado su alta capacidad osmótica bloquea la correcta absorción de agua y formación de las heces lo cual puede desembocar en diarrea o estreñimiento, según el caso específico de cada individuo.

Este desequilibro hídrico puede dar lugar en muchos casos, como nos comentan nuestros clientes, a que no les dé tiempo de llegar al baño o que tengan que estar continuamente pensando cuando salen de casa donde está el baño más cercano para poder estar tranquilos. Ni que decir tiene que esto provoca un descenso de la calidad de vida de las personas que a veces no se sienten libres para salir de casa porque no saben cuándo puede llegar el siguiente ataque de diarrea.

Capítulo 10. ¡Todo tiene un límite!

¿Cuántas veces habéis pensado que un alimento os sentaba mal o aumentaba vuestros síntomas gastrointestinales para otras veces consumirlo y ver que no ha tenido ningún efecto nocivo sobre vosotros? La mayor parte de los clientes que vienen a nuestra consulta dicen que se sienten perdidos, que no llegan a entender que es lo que los hace sentirse mal. A veces comen par hecho con trigo y se sienten fatal, sin embargo otras veces toman un poco del mismo pan y no tienen efectos "secundarios", ¡no entiendo nada!, nos comentan.

Esto es algo normal y se debe al modo en que los FODMAPs se comportan dentro de nuestro organismo. Como hemos visto anteriormente en el apartado alergias e intolerancias alimentarias, los FODMAPs causan problemas de intolerancias alimentarias y estas, a diferencia de las alergias, se desencadenan cuando se conjugan diferentes factores que contribuyen a los síntomas como por ejemplo, tipo de alimentos, cantidad, consumidos juntos con otros alimentos, etc... Aquí podéis ver una lista de estos factores:

✓ Tipo de FODMAPs consumido.

✓ Cantidad.

✓ Otros alimentos consumidos junto con aquellos que contienen FODMAPs.

✓ Otros alimentos consumidos en las horas precedentes.

✓ Características específicas del individuo.

En el caso de las alergias la reacción se presenta de manera constante y predecible, incluso si se consume una cantidad mínima del alérgeno en cuestión. Por lo tanto, la complejidad de la respuesta de nuestro organismo a los FODMAPs, que hace desesperar a muchas personas que no consiguen identificar un patrón de acción, la podemos ejemplificar aludiendo al **límite de tolerancia específico de nuestro intestino a los FODMAPs o como dice el título de este capítulo, ¡todo tiene un límite!**

Es de vital importancia entender que nuestro intestino tiene un capacidad limitada de gestionar los carbohidratos FODMAPs que consumimos en nuestra alimentación y que por lo tanto, **una vez que sobrepasamos dicho limite la probabilidad de que se desencadenen síntomas es muy alta**.

Cuando un día superamos nuestra capacidad personal de asimilar FODMAPs lo que ocurre es que los FODMAPs que están presentes en exceso en nuestro intestino van a producir sus efectos negativos, tanto desde el punto de vista osmótico, como desde el punto de vista de aumentar la fermentación. Todo esto va a provocar los síntomas ya conocidos y que hemos mencionado tantas veces, hinchazón, dolor, flatulencia, diarrea, etc...

Una vez superado nuestro límite se presentaran los síntomas por lo que es importante organizar nuestras comidas teniendo siempre en consideración el no exceder este límite. Cada persona es diferente en este sentido por lo que, una vez que has entendido que tus problema son los FODMAPs, deberás empezar un proceso de análisis para comprender donde está tu límite máximo de tolerancia a los FODMAPs. De este modo no eliminarás alimentos de tu dieta de forma innecesaria, manteniendo una dieta lo más variada posible.

En este libro te ayudaremos a conocer donde está tu límite y lo que es más importante, qué debes hacer para gestionarlo de manera que tus síntomas se mantengan al mínimo y tu alimentación sea apropiada.

Tipos de FODMAPs

En esta sección veremos qué tipos de FODMAPs existen y las características específicas más importantes de estos. Los carbohidratos de cadena corta FODMAPs se subdividen en 5 grandes grupos según su estructura química básica.

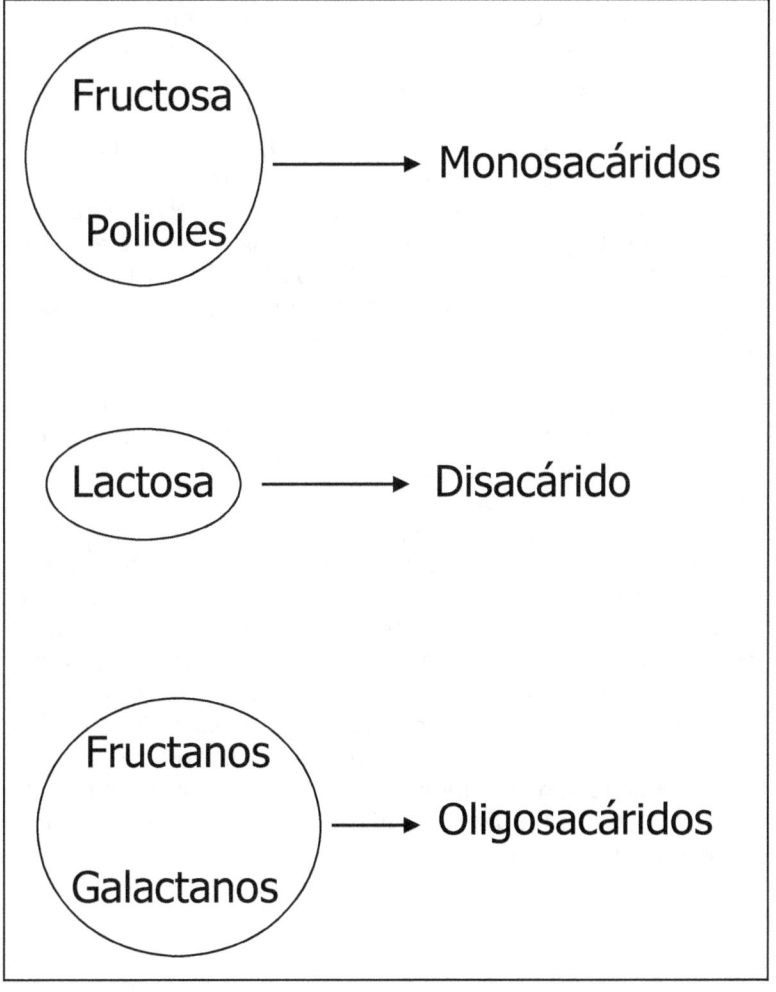

Capítulo 11: Lactosa

La lactosa es un típico ejemplo de FODMAP y uno de los más conocidos entre vosotros, sea porque ya habéis experimentado problemas con ella precedentemente o incluso porque se os ha diagnosticado una intolerancia mediante un breath test.

La lactosa es el carbohidrato más abundante en la leche. Se trata de un disacárido (compuesto por dos moléculas de carbohidrato): glucosa y galactosa.

En los primeros años de vida de los seres humanos la tolerancia a la lactosa es máxima ya que está presente en la principal fuente de energía para los lactantes, la leche materna. Es indispensable, para un correcto desarrollo de los bebés una capacidad alta de digestión de la lactosa para poder extraer la energía necesaria de este disacárido y poder crecer de manera óptima.

La capacidad de digerir la lactosa está presente en los seres humanos ya que producimos, en las células de la pared del intestino, una enzima denominada lactasa la cual es responsable de "romper" la molécula de lactosa en sus unidades constituyentes, glucosa y galactosa. Esta glucosa y galactosa son posteriormente absorbidas y usadas para producir la energía que necesita nuestro organismo. Con el paso del tiempo nuestra capacidad de digerir lactosa suele mermar ya que hasta hace no mucho, la única fuente de lactosa en nuestra alimentación era la leche materna y por lo tanto no tenía sentido para nuestro organismo mantener la producción de lactasa. Hoy en día consumimos leche y productos lácteos incluso cuando somos adultos y, en estos casos, hay muchas personas que han perdido esta eficiencia de digestión presente en los primeros momentos de su vida.

Además de este descenso fisiológico en la producción de lactasa existen otras situaciones, no fisiológicas, a veces asociadas a patologías, que reducen la producción de lactasa y que conllevan también la aparición de problemas a la hora de digerir la lactosa, como por ejemplo:

✓ Déficit genético en la producción del enzima.

✓ Extirpación de una parte del intestino.

✓ Infección intestinal que daña las células de la pared encargadas de producir lactasa.

Sea cual sea el origen, cuando no somos capaces de producir la cantidad necesaria de lactasa y por tanto no podemos digerir la lactosa que consumimos, sucede que esta lactosa viaja hasta el intestino grueso donde las bacterias allí presentes la fermentan dando lugar a hinchazón, flatulencia y dolor abdominal debido a la gran cantidad de gas que se produce en tan poco tiempo. Además, esta lactosa no digerida desequilibra la reabsorción de agua necesaria en la formación de las heces dando generalmente también como resultado diarrea.

Por otro lado, cuando un organismo produce la cantidad adecuada de lactasa pero, se consumen a la vez alimentos ricos en FODMAPs o la cantidad de lactosa ingerida es muy elevada, puede que suceda como hemos visto anteriormente, que superemos el límite de nuestro organismo para digerir y asimilar FODMAPs y una vez que sucede esto es muy probable que los síntomas se desencadenen y nos sentamos mal.

Como hemos visto, producir poco enzima lactasa y ser intolerante a la lactosa, no quiere decir que debamos eliminar completamente todos los alimentos que contienen cualquier cantidad de lactosa. En la mayoría de los casos, existe una cantidad de lactosa diaria que uno puede consumir.

> **La intolerancia a la lactosa es una cuestión de grado en la mayoría de las personas y esto quiere decir que en muchos casos existe una cantidad de lactosa que puede ser consumida sin desencadenar síntomas gastrointestinales.**

Muchas de las personas intolerantes pueden consumir cantidades controladas de lácteos y esto es importante ya que los alimentos a base de leche contienen una gran cantidad de nutrientes beneficiosos para nuestro organismo.

Por otro lado es también necesario saber que **no todos los alimentos derivados de la leche contienen la misma cantidad de lactosa**.

A continuación encontraréis una tabla con alimentos y su nivel de lactosa correspondiente:

- 125ml (una taza) leche entera .... 16g de lactosa
- 125ml Leche parc. descremada .... 15g de lactosa
- 125ml Leche descremada ....13g de lactosa
- 100g Requesón.. 8g de lactosa
- 125ml Yogur descremado............................ 6g de lactosa
- 100g Queso curado...................................... 0,1g de lactosa

La mayor parte de la personas con intolerancia a la lactosa podrían tolerar entre 2 y 4 gramos de lactosa al día, dependiendo siempre de con qué alimentos se combina esta ingesta.

De hecho, cuando los alimentos que contienen lactosa se toman junto a otros alimentos que contienen FODMAPs, la cantidad de lactosa tolerada se reduce debido a la limitada capacidad de digestión/absorción de los FODMAPs con la que cuenta nuestro intestino.

Fuentes naturales de lactosa

Como todos sabemos la lactosa se encuentra en todas las leches de origen animal (vaca, cabra, oveja, etc...). También se encuentra en alimentos derivados de estas leches como yogures y quesos principalmente.

La cantidad de lactosa contenida en los derivados de la leche es más baja que en la propia leche ya que estos derivados se obtienen por procesos de fermentación. En la fermentación, los microorganismos que la llevan a cabo consumen una parte de la lactosa como fuente de energía dando como producto de fermentación lactato. Esto da lugar a una reducción del contenido de lactosa que depende de las condiciones de producción de cada lácteo en particular.

Aun así es necesario prestar atención al consumir lácteos ya que los métodos de obtención de cada uno y por tanto la cantidad de lactosa que contienen varía en gran medida.

Por ejemplo, hace algunos años el yogur producido artesanalmente en casa presentaba una concentración muy baja de lactosa ya que los tiempos de fermentación eran más largos. Así los microorganismos fermentativos consumían casi totalmente la lactosa presente. Hoy en día, en la preparación industrial del yogur los tiempos de fermentación se han reducido y además se añade de manera habitual el suero de la leche para darle una consistencia más apetecible. Este suero de leche es rico en lactosa lo cual tienen como resultado una mayor concentración final de lactosa.

Otras fuentes de lactosa

Muchas personas lo desconocen pero uno de los excipientes más utilizados en los medicamentos que se producen hoy día es la lactosa. Por lo tanto es muy importante tener esto en consideración y controlar siempre la composición de los medicamentos que tomamos regularmente ya que pueden constituir una cantidad no desdeñable de lactosa en nuestra dieta. Las personas que consumen diariamente una gran cantidad de fármacos pueden encontrar que al final del día, solo a través de estos, están consumiendo varios gramos de lactosa y esto puede ser decisivo en su caso para que se presenten los síntomas gastrointestinales típicos del SII.

De aquí que sea de vital importancia estar seguro de la composición de todo lo que consumimos, alimentos y también medicamentos, ya que puede ser en algunos casos una fuente de lactosa y otros FODMAPs que no pensaríamos a priori que fuera así. Si no estás seguro de que excipientes se usan en tus medicamentos consulta a tu farmacéutico o médico de confianza y discute con él las diferentes opciones. Hoy en día cada vez más fármacos están hechos sin lactosa u otros FODMAPs en su composición o en otros casos existen versiones específicas de un medicamento para las personas que son intolerantes a la lactosa.

Capítulo 12. Fructosa

La fructosa es un monosacárido es decir, un azúcar simple. Esto significa que no necesitamos digerirlo ya que no se puede "romper" en unidades más simples. El problema que conlleva un exceso de fructosa en nuestro intestino es que **no estamos preparados para una correcta absorción de este FODMAP**.

La fructosa, al no ser absorbida eficientemente a través de las paredes intestinales, permanece en el intestino donde, una vez que ha llegado hasta el intestino grueso, es fermentada y/o produce efectos debido a su poder osmótico.

Cada persona es diferente respecto a la cantidad de fructosa que su intestino puede tolerar, lo cual define qué cantidad puede consumir cada persona de alimentos que sean ricos en fructosa. La fructosa la encontramos en fruta, verdura, como edulcorante (yogures, dulces, etc...) en alimentos preparados y a veces también en medicamentos como excipiente.

Intolerancia o malabsorción

Existen diversos modos de definir la intolerancia a la fructosa y uno de ellos es malabsorción de fructosa. Estos términos son equivalentes y describen los síntomas provocados por consumir alimentos que contiene un exceso de fructosa en individuos sensibles a este carbohidrato FODMAP. Por lo tanto cuando hablamos de uno u otro estamos hablando de la misma patología. De hecho, si nos paramos a pensar un momento, la intolerancia a la fructosa se debe a nuestra baja capacidad para absorber la fructosa, de ahí el termino malabsorción.

Intolerancia a la fructosa primaria y secundaria

Existen dos tipos de intolerancia a la fructosa, primaria y secundaria.

La intolerancia a la fructosa primaria o hereditaria tiene un origen genético. Suele diagnosticarse en bebés de poco meses en el momento en el que se empiezan a consumir alimentos sólidos, en los cuales se encuentra presente la fructosa, como son las papillas de frutas. Esta intolerancia a la fructosa hereditaria se debe a la carencia de una enzima llamada aldolasa B. Esta enzima es la encargada de metabolizar este FODMAP presente en fruta y verdura y su carencia hace que, los sujetos que sufren de esta patología congénita deban de evitar todos los alimentos que contienen fructosa ya que pueden sufrir graves consecuencias como daños en el hígado o el bazo.

No nos detendremos más en la intolerancia a la fructosa primaria ya que, lo que nos preocupa en este libro es la **intolerancia a la fructosa secundaria también llamada malabsorción de fructosa**. En este segundo tipo de intolerancia a la fructosa las células de la pared intestinal de estos individuos encargadas de absorber la fructosa son menos eficientes aún de lo que ya lo son en una persona "normal". Como hemos visto nuestro intestino no es eficiente en la absorción intestinal de fructosa pero en el caso de personas con malabsorción de fructosa esto se da con una mayor intensidad y por lo tanto, cuando estas personas consumen alimentos con un exceso de fructosa, esta permanece en el intestino sin ser absorbida y da lugar a fuertes síntomas gastrointestinales.

Tipos de absorción intestinal de fructosa

En general, a nivel intestinal se dan dos tipos de absorción de fructosa. El primer tipo de denomina pasivo y es muy limitado. Es aquel del que hablábamos en precedencia y para el que los seres humanos en general no tienen facilidad. En este modo algunas moléculas de fructosa se difunden pasivamente a través de las células de la pared intestinal pero generalmente es muy limitado.

El segundo tipo de transporte de fructosa al interno de las células de la pared intestinal es un transporte activo llamado co-transporte con glucosa. Se denomina de esta manera porque por cada molécula de glucosa que se transporta al interno de las células de la pared intestinal se transporta también una molécula de fructosa. Este transporte es más eficiente pero necesita de la presencia de moléculas de glucosa juntos con las de fructosa para poder darse.

Así podemos explicar porque el azúcar de mesa, un disacárido llamado sacarosa y compuesto de dos monosacáridos, glucosa y fructosa, no da problemas a personas intolerantes. Al consumir sacarosa esta viene digerida en sus moléculas simples constituyentes, glucosa y fructosa y las moléculas de glucosa hacen que las de fructosa puedan ser absorbidas junto con ellas ya que se encuentran ambas en un 50%.

En el caso de la intolerancia secundaria a la fructosa o malabsorción, los problemas aparecen con alimentos que contienen un "exceso de fructosa". En este caso el número de moléculas de fructosa es mayor que de glucosa, no 50:50 como en el caso de la sacarosa, lo cual lleva a que una parte de la fructosa permanezca en la luz intestinal sin ser co-transportada con la glucosa.

Esta fructosa que permanece en el intestino, como hemos dicho anteriormente, ejerce sus efectos fermentativos y osmóticos y da lugar a síntomas como diarrea, flatulencia o hinchazón abdominal.

Pero, ¿qué entendemos como **"exceso de fructosa"**?

Se dice que un alimento contiene un exceso de fructosa cuando contiene 0,2g más de fructosa que de glucosa.

A continuación os mostramos algunos ejemplos para entender mejor en que consiste el exceso de fructosa:

	Fructosa por 100g	Glucosa por 100g	Fructosa en exceso	Resultado
Miel	40 gr	30 gr	10 gr	Problema
Kiwi	4 gr	4 gr	0 gr	Ok

Un consejo importante, derivado de investigaciones recientes es que, la combinación de alimentos con un exceso de fructosa a la ingesta de proteínas puede favorecer la absorción de fructosa por la presencia de aminoácidos.

De todas formas, a los individuos afectados por SII y sensibles a la fructosa, se les recomienda consumir pequeñas porciones inicialmente de alimentos que contienen fructosa para no superar la capacidad personal de absorberla para después ir aumentando estas cantidades, valorando en todo momento la aparición de síntomas gastrointestinales debidos al consumo de dichos alimentos con fructosa.

Fuentes naturales de fructosa

La fructosa está presente naturalmente en algunos tipos de fruta y verdura. Los alimentos con un exceso de fructosa respecto a la glucosa son aquellos que con mayor probabilidad pueden provocar problemas gastrointestinales ya que, como hemos visto anteriormente, la presencia de glucosa favorece la absorción de fructosa.

Ejemplos de fruta que contiene un exceso de fructosa son manzanas, peras y sandía. En el caso de verduras con exceso de fructosa encontramos los espárragos y los guisantes. De todas formas en la sección Listas de alimentos que contienen FODMAPs encontraras una lista detallada de que alimentos presentan un exceso de fructosa.

Otras fuentes de fructosa

Una fuente importante de fructosa en la dieta y prácticamente desconocida es el jarabe/sirope de maíz con alto contenido en fructosa (HFCS en inglés), utilizado en la industria alimentaria como edulcorante en una gran cantidad de productos.

Este jarabe contiene altos niveles de fructosa "libre" que como hemos visto es la fructosa en exceso responsable de los síntomas tipo SII en personas sensibles. Esta fructosa libre es el exceso de fructosa respecto a glucosa (también presente) y es la que permanece sin ser absorbida provocando malestar.

Ejemplos de productos que contienen este jarabe son salsas preparadas (barbacoa, kétchup), refrescos o la bollería industrial. Si tu problema es la sensibilidad a la fructosa, es de vital importancia para ti controlar todas las etiquetas de los alimentos preparados que consumes y comprobar que no contengan jarabe o sirope de maíz de alto contenido en fructosa (HFCS) o si lo contienen estar atentos y no exceder con las cantidades consumidas de dichos alimentos.

Algunos alimentos con un alto contenido de fructosa

A continuación os presentamos una lista de alimentos con un exceso de fructosa y que, en caso de síntomas gastrointestinales debidos a la ingesta de este carbohidrato FODMAP, sería recomendable controlar las cantidades consumidas:

- Miel
- Mango
- Manzana
- Plátano maduro
- Zarza boysen (boysenberry)
- Cerezas
- Feijoa
- Higos
- Pera
- Tamarillo
- Sandía (contiene también polioles y fructanos)
- Espárragos
- Jarabe/sirope de maíz de alto contenido en fructosa
- Vino blanco afrutado
- Ron
- Vino dulce
- Zumo de naranja, manzana y albaricoque

Capítulo 13. Fructanos

Los fructanos, también llamados fructosanos o fructooligosacaridos (FOS) son los FODMAPs responsables en mayor medida de los síntomas gastrointestinales de personas que sufre SII y patologías afines. Esto se debe a que los fructanos se encuentran en una gran cantidad de alimentos que consumimos diariamente en nuestra alimentación. Por ejemplo los podemos encontrar en pan, pasta, cereales de desayuno, dulces, pizza, etc. Por otro lado también están presentes en verduras como ajo y cebolla cuyo uso está muy extendido en nuestra cocina.

Estudios recientes han demostrado como la ingestión límite para personas con intolerancia a los fructanos es de 0,2-0,3g por comida. Superar este límite significa desencadenar síntomas gastrointestinales en estas personas, lo cual no es difícil ya que consumimos una gran cantidad de alimentos donde los fructanos están presentes.

Los fructanos están constituidos de cadenas cortas compuestas de diversas moléculas de fructosa unidas entre ellas y con una molécula de glucosa al final de dicha cadena corta.

Los seres humanos no presentan las enzimas necesarias para digerir (romper) estas cadenas lo cual hace que estos fructanos viajen sin ser digeridos ni absorbidos a través del intestino llegando en última instancia a la parte final de este y provocando como efectos principales en sujetos sensibles, una alta producción de gas así como diarrea.

Fuentes naturales de fructanos

Los fructanos se encuentran principalmente de forma natural en cereales, verdura y fruta. Ejemplos clásicos de alimentos que contienen una gran cantidad de fructanos son trigo, cebolla, ajo o alcachofas.

También se encuentran en frutos secos como las almendras o los pistachos pero en este caso suelen ser menos problemáticos porque no los consumimos tan frecuentemente y cuando lo hacemos no lo hacemos en grandes cantidades.

Por lo tanto, la fuente más importante de fructanos en nuestra alimentación deriva de los cereales como el trigo así como todos los productos que se realizan con las harinas de dichos cereales.

En la siguiente lista os presentamos alimentos que consumimos casi diariamente y que contienen gran cantidad de fructanos para que os deis cuenta de cuanto está presente este FODMAP en nuestra alimentación:

- Trigo
- Cebada
- Centeno
- Productos a base de harinas de estos cereales:
  - ✓ Pan
  - ✓ Pasta
  - ✓ Galletas
  - ✓ Tartas y dulces
  - ✓ Roscos
  - ✓ Biscotes
  - ✓ Etc

Como habréis podido notar existen una gran cantidad de productos y alimentos que consumimos y que contienen fructanos. De hecho se estima que el 70% de los fructanos que consumimos en nuestra dieta provienen de los cereales y de los productos realizados con sus harinas.

El hecho de que estén muy presentes no quiere decir que no naya alternativas con un menor contenido de FODMAPs. **En este libro te explicaremos como sustituir estos cereales por otros que no te provocaran tantos síntomas** y así además ampliarás tus horizontes culinarios probando cosas nuevas y enriqueciendo tu dieta con nuevos alimentos.

Por otro lado se puede continuar a consumir, en cantidades moderadas, productos a base de trigo, cebada y centeno, solo hay que controlar las cantidades y disminuir la frecuencia introduciendo otros tipos de cereales que te ayudaremos a descubrir.

Otras fuentes de fructanos

En el mundo actual, en el que podemos encontrar una gran cantidad de productos elaborados en el supermercado y que hasta hace poco no existían, necesitamos prestar atención no solo a las fuentes naturales de FODMAPs en nuestra dieta sino también a las fuentes de FODMAPs "creadas por el hombre". Hemos visto ya ejemplos de fuentes "no naturales" de FODMAPs como era el caso de los excipientes en los medicamentos.

Un fructano del que seguro que habéis oído hablar es la inulina. La inulina se obtiene por extracción a partir de la raíz de la achicoria y se usa como aditivo prebiótico en infinidad de alimentos como cereales de desayuno, yogures, etc... Como sabréis seguro los prebióticos son moléculas que favorecen el crecimiento de la flora intestinal ya que sirven como alimento a las bacterias que pueblan nuestro intestino. El problema surge cuando una persona es sensible a estos prebióticos ya que el metabolismo de estas bacterias les puede provocar síntomas gastrointestinales.

Por lo tanto, los prebióticos son aditivos saludables para una gran mayoría de personas por sus efectos beneficiosos sobre los microorganismos intestinales pero para otras personas, como las afectadas de SII, se pueden convertir en un arma de doble filo y aumentar aún más la hinchazón abdominal y la diarrea por ejemplo.

En estos casos hablamos de alimentos funcionales ya que, han sido creados por el hombre con una función, en el caso de la inulina favorecer el crecimiento de la flora intestinal pero debemos estar atentos si nuestro problema son los FODMAPs.

Otros ejemplos de alimentos funcionales son la leche y yogures enriquecidos con vitamina D, ácidos grasos omega-3, etc...

Como hemos visto anteriormente es absolutamente necesario leer bien las etiquetas de los productos que compramos y evaluar la presencia de ingredientes que puedan empeorar los síntomas. En el caso de que te resulte difícil entender si los ingredientes que aparecen en una etiqueta están indicados o no para tu SII consulta con tu nutricionista de confianza, él o ella te podrán aconsejar si el producto en cuestión puede empeorar o no tus síntomas y como consumirlo en condiciones de seguridad para tu intestino.

Alternativas a los cereales que contienen fructanos

Existe una gran cantidad de alimentos que no contienen fructanos y que pueden ser usados como alternativa a trigo, cebada o centeno.

Dos elementos que se usan ya como sustitutivos de los cereales "tradicionales" por parte de los celíacos son el maíz, el arroz y las patatas. Estas personas no pueden consumir los cereales de los que hablábamos antes no por su contenido en fructanos sino porque contienen gluten.

Hoy en día han aparecido en el mercado otras alternativas más allá de arroz, maíz y patatas y que han recibido el nombre erróneo de pseudocereales. Estos mal llamados pseudocreales son alimentos que desempeñan el mismo papel en la alimentación que los cereales tradicionales es decir, se usan como fuente de carbohidratos en la dieta sea de forma nativa o bien procesada en forma de harinas.

El término pseudocereales es usado de forma errónea ya que cereales no es un termine botánico sino un término literario e histórico que puede definir así: **plantas herbáceas que producen frutos que tras la molienda dan lugar a harinas utilizadas para elaborar pan y otros alimentos**.

Por lo tanto, cereales son todas aquellas plantas cuyos frutos ricos en almidón, tradicionalmente se han usado para obtener harinas y elaborar una infinidad de productos diferentes con estas harinas.

De todas formas, lo que a nosotros interesa realmente aquí es que estos cereales constituyen una alternativa indicada para personas sensibles al consumo de cereales más usados tradicionalmente en nuestra cultura, por dos motivos:

✓ Contienen cantidades mínimas de fructanos (indicado para personas sensibles a los FODMAPs).

✓ No contienen gluten (indicado para celíacos).

Algunos ejemplos de cereales "nuevos" (en nuestra cultura) son:

- Quinoa
- Grano Teff
- Sorgo
- Mijo
- Masa madre
- Trigo sarraceno

Por lo tanto tenemos una gran cantidad de opciones diferentes para sustituir los cereales tradicionales en nuestra alimentación y así disminuir los efectos gastrointestinales debidos al consumo de fructanos. De la mayoría de los cereales que hemos hablado anteriormente existen también harinas que nos permitirán crear nuestros panes, tartas y dulces preferidos sin tener que sentirnos mal por un consumo excesivo de FODMAPs.

Algunos alimentos con un alto contenido de fructanos

Aquí podéis ver una lista de alimentos de los cuales es necesario controlar su ingestión en el caso de sensibilidad a los carbohidratos FODMAP de tipo fructano:

- Ajo
- Alcachofas
- Cebolla
- Chalota
- Apio
- Remolacha (contiene también galactanos)
- Repollo
- Sandía (contiene también polioles y fructanos)
- Anona roja y posiblemente chirimoya
- Pomelo rosado (toronja)
- Nectarina (contiene también polioles)
- Caco
- Granada
- Ciruelas pasa (contiene también polioles)
- Pistachos (contiene también galactanos)
- Anacardos (contiene también galactanos)
- Raíz de achicoria (extracto de)
- Todos los productos a base de trigo, cebada y centeno

Capítulo 14. Galactanos

Los galactanos son carbohidratos FODMAPs constituidos de cadenas cortas de dimensiones variables cuya unidad de composición es un monosacárido llamado galactosa. La razón por la cual los galactanos causan problemas gastrointestinales es la misma que en el caso de los fructanos, la **carencia de las enzimas necesarias para la digestión de las cadenas de galactanos**, lo cual impide su digestión y por tanto una vez que han llegado al tramo final del intestino promueven una fermentación explosiva en poco tiempo que produce una alta cantidad de gas y fuertes dolores abdominales en una gran cantidad de pacientes.

¿Quién no experimentado alguna vez una excesiva producción de gas después de comer un plato de lentejas o alubias?

¿Quién no ha escuchado alguna vez el chiste de que las legumbres son las verduras "musicales" por la gran cantidad de gas que provocan?

Detrás de estas perlas de sabiduría popular se encuentra también la ciencia de los FODMAPs ya que, los galactanos, se encuentran en gran cantidad en las legumbres y debido a que no tenemos las enzimas necesarias para su digestión, son fermentados como substrato por parte de los millones de bacterias presentes en nuestro intestino grueso dando lugar a una gran cantidad de gas.

Este proceso de fermentación, como hemos visto con anterioridad con el ejemplo de los prebióticos, es un proceso natural y beneficioso para el organismo.

El problema es que para algunos individuos que son sensibles a esta producción excesiva y momentánea de gas, este fenómeno se convierte también en algo incómodo y doloroso. Tanto es así en algunos casos que para estas personas se convierte en un calvario consumir alimentos que contienen galactanos, ya sea porque les produce dolor o en otros casos porque deben encontrar un baño con urgencia debido a que la diarrea se presenta de manera improvisada.

Es necesario evaluar la cantidad de galactanos en nuestra alimentación, así como de los demás FODMAPs con el objetivo de no sentirnos mal. Para ello es necesario entender donde se encuentran dichos galactanos y cómo debemos gestionar su consumo, sin eliminarlos de nuestra dieta.

Por ejemplo, si comemos un plato entero de lentejas o garbanzos (100-120g), es muy probable, si uno de nuestros problemas son los galactanos, que nos sintamos mal a las pocas horas ya que estos FODMAPs habrán llegado en gran cantidad al intestino grueso y se estará dando una fermentación muy rápida e intensa de los mismos.

Esto no quiere decir que no podamos comer nunca más legumbres ya que puede que exista una cantidad menor que podamos tolerar. Podemos hacer una prueba preparando una ensalada con verduras de bajo contenido en FODMAPs y a la que añadiremos 20g de garbanzos por ejemplo. Si la ensalada no tiene otras fuentes de FODMAPs es muy probable que podamos digerir estos garbanzos y que no provoque una cantidad excesiva de gas. De esta manera estaremos controlando el consumo de galactanos pero no dejaremos fuera de nuestra dieta un grupo de alimentos tan importantes como son las legumbres.

Esto es un ejemplo estratégico de cómo podemos usar la información contenida en este libro, reduciendo cantidades de alimentos ricos en FODMAPs y combinando estos con otros de bajo contenido en FODMAPs para no superar nuestro límite de tolerancia a estos carbohidratos.

Fuentes naturales de galactanos

A continuación encontraréis una lista con alimentos que contienen gran cantidad de galactanos y cuya asunción es importante controlar para no empeorar de vuestros problemas gastrointestinales.

- Alubias
- Chícharos
- Lentejas
- Garbanzos
- Guisante, guisante mollar
- Remolacha (contiene también fructanos)
- Yuca (mandioca)
- Melón amargo (Momordica charantia)
- Soja
- Café

Capítulo 15. Polioles

Los polioles, también denominados azucares alcohólicos (ya que presentan una estructura química de azucares con grupos funcionales alcohol) forman un grupo dentro de los FODMAPs.

En el caso de los polioles hablamos de problemas de absorción ya que son moléculas simples que no necesitan de digestión, es decir, no necesitan ser escindidos en unidades más pequeñas para su absorción ya que son unidades simples (monosacáridos). El caso de los polioles es análogo al de la fructosa ya que no poseemos la capacidad de absorberlos de manera eficiente y esto hace que permanezcan en el intestino listos para ser fermentados o provocar un desequilibrio osmótico.

Por lo tanto somos capaces de absorber solo pequeñas cantidades de manera pasiva ya que en este caso no existe un co-transporte activo asociado a la glucosa como en el caso de la fructosa.

Es importante reseñar que los polioles han demostrado en diferentes estudios ser los FODMAPs con una mayor capacidad osmótica. Por ejemplo las ciruelas, con un alto contenido en polioles, se usan como laxante por las personas que sufren fuertes periodos de estreñimiento por este mismo motivo.

Fuentes naturales de polioles

Podemos encontrar los polioles de forma natural en:

- Setas, hongos y champiñón
- Coliflor
- Ciruela
- Manzana y peras
- Mora
- Lichi
- Nectarina (contiene también fructanos)
- Ciruelas pasa (contiene también fructanos)
- Melocotón
- Aguacate
- Maíz fresco
- Batata
- Mermelada de frutos del bosque

Otras fuentes de polioles

Los polioles se encuentran también en otros productos debido a que la industria alimentaria hace un amplio uso de estos FODMAPs como edulcorantes. **La mayor parte de los productos que se anuncian como sin azúcar están edulcorados con polioles** como por ejemplo el sorbitol o el manitol.

Estos FODMAPs están presentes en casi todos los chicles y caramelos debido a su sabor dulce.

Otra fuente de polioles son los medicamentos, como ocurre en la caso de lactosa. La razón es la misma que la del uso de estos FODMAPs en la industria alimentaria. Los polioles tienen un alto poder edulcorante y se usan con gran frecuencia en los medicamentos para dar un sabor dulce más apetecible a estos. Los podemos encontrar en antibióticos, jarabes para la tos, etc...

En el caso de personas sensibles a los polioles se recomienda leer atentamente la composición de cada fármaco que consumimos y discutir con el médico o farmacéutico la existencia de alternativas con una composición más adaptada a vuestro intestino.

Como regla general, en el caso de medicamentos pero también en el caso de otros alimentos/productos, el término "sin azúcar" implica una presencia segura de otros edulcorantes y en muchos casos los edulcorantes usados son polioles. Otro consejo es sospechar siempre de elementos en la composición que acaben en –ol ya que es el sufijo común a todos los polioles.

De todas formas, como hemos indicado precedentemente, en caso de duda sobre la composición de productos médicos puedes consultar a tu médico o farmacéutico, teniendo en cuenta que **es muy importante no dejar de tomar ninguna medicación prescrita por tu médico sin haber consultado antes con él**.

En el caso de productos alimentarios puedes referirte a tu nutricionista de confianza y preguntarle todas la dudas que necesites.

Capítulo 16. Pero, ¿soy yo intolerante a los FODMAPs? La Fase de Eliminación

Ahora que ya hemos visto qué son los FODMAPs, qué tipos existen, cómo causan problemas intestinales y en qué alimentos y productos se encuentran, ha llegado el momento de saber si los FODMAPs están detrás de tus síntomas gastrointestinales.

Para saber si el consumo de carbohidratos FODMAPs en tu alimentación es la causa de flatulencia, diarrea, hinchazón o dolor abdominal te proponemos un pequeño experimento: La Fase de Eliminación.

El objetivo de este experimento es identificar si los FODMAPs son la causa de tu malestar ya que, si los FODMAPs están detrás de tus síntomas, puedes reducir en gran medida estos y como afectan a tu vida pero para ello debemos llegar antes a la conclusión de que papel juegan en tu SII.

La Fase de Eliminación de FODMAPs, como indica el mismo nombre, es un período de al menos siete días en el que eliminaremos los FODMAPs de tu alimentación.

Seguir la Fase de Eliminación no será nada difícil ya que nosotros te daremos todas las indicaciones para que consigas entender qué papel juegan los FODMAPs en tu intestino. Tampoco debes preocuparte porque no faltara ningún grupo de alimentos importante en esta dieta, es decir, la dieta de la Fase de Eliminación es equilibrada y sana.

Por lo tanto, antes de seguir adelante vamos a resumir las características de la Fase de Eliminación:

✓ El objetivo de esta fase es saber si eres sensible a los FODMAPs.

✓ Seguirás una dieta sin FODMAPs durante 7 días.

✓ La dieta será equilibrada, saludable e variada.

Si en estos siete días de alimentación con un contenido prácticamente nulo de FODMAPs notas mejoría de tus síntomas es muy probable que los FODMAPs estén provocándote tus problemas gastrointestinales y por lo tanto puedes mejorar con el control de su consumo en tu alimentación diaria.

Esto no significara dejar de comer para siempre los alimentos que contienen FODMAPs sino poner mayor atención a cómo organizar tus comidas respecto a que cantidades comer de cada alimento, que alimento combinar con otros, etc... todo con el objetivo de mantener tus síntomas al mínimo.

Como hemos visto los FODMAPs están contenidos en una gran variedad de cosas que consumes, sean alimentos, productos elaborados o incluso medicinas. Esto nos indica la importancia de seguir lo más estrictamente posible nuestras indicaciones sobre qué comer en la Fase de Eliminación. Si consumes alimentos que no están indicados para la Fase de Eliminación no sabrás si los FODMAPs están implicados en la aparición de tus síntomas y terminarás dicha fase sin obtener la preciada información que estás buscando.

Hemos diseñado la Fase de Eliminación para que puedas comer de todo, carbohidratos, proteínas, verdura y fruta, por lo que no será una dieta monótona o difícil de seguir. Te damos varias opciones para cada comida del día, sea desayuno, almuerzo, cena, aperitivo o merienda.

Además, como hemos comentado anteriormente, es una alimentación equilibrada y sana, por lo que no tendrás que preocuparte de que falte ningún nutriente en ella.

Piensa que merece la pena hacer este esfuerzo de siete días. Si sigues de modo adecuado la Fase de Eliminación estarás a mitad de camino para mejorar notablemente de tus síntomas ya que habrás entendido de forma específica y concreta que los alimentos que contienen FODMAPs son la causa de tus problemas gastrointestinales.

IMPORTANTE:
Por favor, no consumas nada que no esté indicado en la Fase de Eliminación, es solo durante una semana y ¡te aseguramos que puede cambiar tu vida!

Antes de comenzar la Fase de Eliminación escribe tus síntomas

Antes de comenzar la Fase de Eliminación te recomendamos que te tomes algunos minutos para describir tus síntomas con lápiz y papel. Nuestra opinión es que es importante para tener el mayor éxito con esta fase y entender lo mejor posible lo que ha cambiado al seguirla.

Piensa a los síntomas que sufres y que te han llevado a leer este libro y a probar la Fase de Eliminación de FODMAPs, como primer paso para aclarar el origen de tus síntomas.

Puedes seguir un esquema como el que te proponemos a continuación:

✓ Tipo de síntomas.

✓ Frecuencia de los síntomas.

✓ Como te hacen sentir y como influencian tu vida cotidiana.

Aquí a continuación os presentamos el ejemplo de cómo ha descrito sus síntomas una de las personas que ha seguido la Fase de Eliminación en nuestra consulta:

- *Suelo sufrir de diarrea todas las semanas, unas dos veces de media*

- *La hinchazón abdominal están presentes casi todos los días, a veces con dolores tan fuertes que lo único que puedo hacer es recostarme de lado en la cama o en el sofá y esperar que pase.*

- *Otra de las cosas que me sucede es que, muchas veces cuando salgo a cenar con mis hijos y mi marido tengo que ir al baño urgentemente porque la diarrea se presenta de manera improvisada. Esto me afecta psicológicamente ya que estoy siempre pensando donde está el baño más cercano, lo cual me impide disfrutar a fondo de estos momentos por la ansiedad.*

- *Cuando necesito ir urgentemente al baño y estoy en el trabajo o con amigos, veo que las personas se preguntan por qué desparezco improvisadamente y me da mucha vergüenza tener que explicar que me sucede.*

Esta es la manera de afrontar la Fase de Eliminación, dejando por escrito como son tus síntomas y como afectan a tu vida. Así te será más fácil, una vez que concluya esta primera fase, poder comparar antes y después de eliminar los FODMAPs de tu dieta como han cambiado tus síntomas.

Una vez que hayas escrito tus síntomas puedes comenzar con la Fase de Eliminación, la cual recomendamos seguir por al menos una semana para entender al 100% si reducir el nivel de FODMAPs en tu alimentación tiene un efecto positivo en tus síntomas.

Opciones desayuno, aperitivo y merienda durante la Fase de Eliminación

- Leche sin lactosa (<0,01%).

- Cereales para el desayuno de maíz, arroz, quinoa, mijo o sorgo sin trozos de fruta, miel, chocolate u otros edulcorantes añadidos.

- Pan de maíz, arroz, quinoa, mijo o sorgo.

- Palomitas de maíz.

- Embutido de pavo, pollo, bresaola o cualquier otro que no contenga lactosa como conservante.

- Yogur sin lactosa o de arroz, edulcorado con azúcar y sin fruta ni prebióticos añadidos.

  Nota: Controlar que no contienen polioles como edulcorantes (sorbitol, manitol, etc...) ni prebióticos como la inulina.

- Fruta de bajo contenido en FODMAPs: Kiwi, mandarinas, naranjas, fresas, plátano, piña, melón durio, uva, papaya, higos chumbos (opuntia).

  Nota: Aunque si estas frutas son aquellas que contienen una menor cantidad de fructosa controlad su consumo y no consumáis excesivas.

- Nueces, nueces de macadamia, nueces pecan, piñones, pipas de calabaza y girasol, semillas de quía, sésamo, amapola, lino.

  Nota: Consumir máximo 15-20 gramos a la vez.

Opciones almuerzo y cena durante la Fase de Eliminación

- Carne: Se puede consumir cualquier tipo de carne ya que no contiene FODMAPs. Evitar la carne empanada ya que el pan si contienen FODMAPs.

- Pescado y marisco: Como en el caso de la carne se puede consumir cualquier pescado y marisco ya que no contienen FODMAPs.

- Patatas cocidas o al horno con la piel (fuente de fibra sin FODMAPs).

- Polenta, arroz, quinoa, mijo, sorgo o trigo sarraceno (max.50g), como sustitutos de los cereales. También productos hechos a base de harinas de estos cereales.

  Nota: Controlar que en la composición de productos a base de estos cereales no haya harina de centeno, trigo o cebada.

- Huevos

- Verdura de bajo contenido en FODMAPs: Berenjenas, espinacas, brotes de soja, calabacín, pimientos, zanahorias, pepino, lechuga, endivia, acelgas, rábanos, tomates, algas (nori), rucola, canónigos.

A fin que podáis seguir la Fase de eliminación sin problemas tenéis la posibilidad de elegir entre diferentes opciones como indicado anteriormente, todas estas opciones con una cantidad de FODMAPs cero o casi cero, desde el desayuno hasta la cena.

Las cantidades las elegiréis vosotros según vuestras necesidades, nosotros os recomendamos seguir consumiendo las cantidades a las que estáis acostumbrados para que la única variable en esta semana de la Fase de Eliminación sea el no consumir FODMAPs.

Un consejo que os damos es variar todo lo posible entre las opciones que os damos, así estos siete días serán más divertidos y no os aburriréis de comer siempre las mismas cosas. Como podéis ver la Fase de Eliminación permite comer de todo, fruta, verdura, carne, pescado, carbohidratos, etc... Por lo que se trata de una alimentación sana y equilibrada.

Otra cosa importante sería, durante esta semana, preparar en lo posible lo que vayáis a comer en casa ya que, al comer fuera en restaurantes o en casa de amigos, aumenta la probabilidad de que haya ingredientes que no controláis y que puedan contener FODMAPs.

Por lo tanto elegid una semana que podáis estar tranquilos, haced la compra con los productos indicados y cocinad todo lo posible, este es otro secreto que compartimos con vosotros para alcanzar el éxito con esta Fase de Eliminación.

Ingredientes a evitar durante la Fase de Eliminación

Intentad **no consumir** durante la Fase de Eliminación los ingredientes que podréis encontrar en **la siguiente lista**. Controlad atentamente las etiquetas de los productos comprados elaborados en busca de posibles fuentes de FODMAPs y en lo posible evitadlos y cocinaros todo a partir de ingredientes frescos. Así podréis estar más seguros de que no consumís FODMAPs, lo cual es importante durante esta fase y también en general si queréis estar seguros de lo que contiene lo que estéis comiendo.

✓ Trigo, cebada, centeno y todos los productos a base de harinas de estos cereales.

✓ Extracto de raíz de achicoria (inulina) u otros prebióticos.

✓ Fructooligosacáridos / FOS.

✓ Fructosa, fructosa cristalina, jarabe/sirope de maíz de alto contenido en fructosa (HFCS en inglés).

✓ Sorbitol, manitol, isomaltitol, xilitol, maltitol.

✓ Polidextrosa.

✓ Melaza.

✓ Concentrado de zumo de frutas.

Por otro lado existen algunos ingredientes que pueden crear confusión y que a continuación incluimos en una **lista de ingredientes que son seguros para la Fase de Eliminación** porque no contienen FODMAPs o porque contienen cantidades mínimas.

- Almidón o almidón de maíz.

- Almidón modificado.

- Almidón resistente.

- Maltodextrina.

- Carragenano.

- Goma guar.

- Xantano, goma de xantano.

Resultados de la fase de Eliminación

Una vez completada la Fase de Eliminación sería conveniente que te sentaras tranquilamente de nuevo y describieras cuales han sido tus síntomas y sensaciones durante esta semana. Las preguntas que te debes hacer son:

✓ ¿He tenido síntomas?
✓ ¿Qué tipo de síntomas?
✓ ¿Con qué frecuencia?
✓ ¿Con qué intensidad?
✓ ¿Cómo han sido los síntomas respecto a antes de comenzar la Fase de Eliminación?

A continuación os mostramos el ejemplo de la misma persona que os mostrábamos anteriormente. En este caso la descripción corresponde a la Fase de Eliminación:

-   *Después de cuatro días de Fase de Eliminación la hinchazón abdominal se ha reducido notablemente y no he tenido dolores.*

-   *Solo he tenido diarrea un día en toda la fase de Eliminación pero creo que pudo ser porque tomé pan integral en la cena el día antes y por tanto no seguí estrictamente la dieta propuesta.*

Una vez que habéis escrito vuestros síntomas y sensaciones durante la Fase de Eliminación, es el momento de volver a los que escribisteis justo antes de comenzar esta fase. Debéis comparar los síntomas, la intensidad y la frecuencia y evaluar personalmente cuales han sido los resultados de la Fase de Eliminación.

Es importante describir los síntomas antes y después de la Fase de Eliminación para poder analizar objetivamente los resultados de esta fase. Este análisis objetivo nos ayudara a entender que efecto ha tenido en nuestro organismo el hecho de reducir el consumo de FODMAPs en nuestra dieta.

¿Y si mis síntomas no han cambiado después de la Fase de Eliminación?

Puede suceder que después de la Fase de Eliminación la conclusión sea que tus síntomas no han cambiado y que más o menos son los mismos que antes de eliminar los FODMAPs de tu alimentación. La diarrea, la flatulencia y los dolores abdominales se han mantenido prácticamente igual y no has notado ninguna mejoría durante esta fase.

Si este ha sido el resultado y has seguido nuestro consejos sobre qué comer durante esta fase, sin consumir nada que no estaba incluido en las listas sugeridas, puedes estar seguro casi al 100% que los FODMAPs no son la raíz de tus problemas intestinales. Esto es una buena noticia en el sentido que has descartado una posible causa como origen de tus problemas gastrointestinales y además esto significara que no debes eliminar de tu dieta alimentos ricos en FODMAPs ya que no eres sensible a ellos.

Sería una buena idea discutir con vuestro médico y/o nutricionista el resultado de la Fase de Eliminación para planificar juntos los pasos a seguir en la búsqueda de las causas y posibles tratamientos para combatir tu malestar gastrointestinal.

Puede suceder también que no estés seguro del resultado de esta fase, por ejemplo los cambios no han sido significativos, a lo mejor porque no has podido prepárate tú mismo las comidas y has tenido que comer frecuentemente fuera de casa o bien porque crees que has consumido alimentos que podrían contener FODMAPs ya que no estás seguro de su composición.

Si piensas que este puede ser tu caso te aconsejamos seguir por una semana más la Fase de Eliminación para poder estar seguro al 100% de cómo afecta la eliminación de FODMAPs a tu organismo.

Para ello intenta seguir lo más posible las indicaciones sobre qué comer durante la Fase de Eliminación. En lo posible no comas fuera de casa y no consumas alimentos de los que no conozcas la composición.

Puedes seguir sin problemas el tiempo que necesites la dieta de la Fase de Eliminación ya que contiene todos los nutrientes necesario y se trata de una alimentación variada y saludable. De todas formas si durante dos semanas sigues la dieta de eliminación y no encuentras mejoría lo más probable es que los FODMAPs no sean tu problema.

Mis síntomas han mejorado en la Fase de Eliminación, ¿ahora qué hago?

Si la conclusión tras la Fase de Eliminación es que tus síntomas han mejorado está claro que los FODMAPs son parte de las causas de tus problemas digestivos y te vendrán a la mente una serie de preguntas:

✓ ¿Tengo que eliminar los FODMAPs para siempre de mi alimentación?

✓ ¿Debo dejar de comer cualquier alimento que contenga FODMAPs?

✓ ¿Soy intolerante a todos los FODMAPs por igual a algunos más que otros?

La respuesta a las dos primeras preguntas la conoces ya porque hemos hablado del tema con anterioridad. Al tratarse de una intolerancia y ser una cuestión de niveles de FODMAPs consumidos, el que aparezcan o no síntomas gastrointestinales, no deberíamos eliminar a priori nada de nuestra dieta sin comprobar antes si hay una cantidad que podamos consumir de un alimento sin provocarnos síntomas.

Para responder a la tercera pregunta deberemos realizar lo que se conoce como la Fase de los Desafíos. En esta Fase consumiremos alimentos que contienen FODMAPs de forma deliberada, todo organizado por grupos, en lo que se denomina **un desafío al organismo**. Con este desafío lo que buscamos es entender si hay un grupo de FODMAPs que nos causa más problemas que otro con el objetivo de no restringir nuestra dieta innecesariamente.

Capítulo 17. ¿A que FODMAPs soy más sensible? La Fase de los Desafíos

Una vez identificados los FODMAPs, a través de la Fase de Eliminación, como los causantes de tus problemas gastrointestinales, sería una buena idea profundizar un poco más y conocer como es la respuesta de tu organismo a los diferentes grupos de FODMAPs que existen.

De este modo:

✓ No deberás eliminar o reducir el consumo de alimentos que no te causan problemas.

✓ Podrás organizar mejor tu alimentación porque conocerás cuáles son tus "puntos débiles".

✓ Tu dieta será lo más variada posible sin desencadenar síntomas.

En esta Fase de los Desafíos aprenderás a qué FODMAPs eres más sensible y para poder llegar a esta conclusión deberás consumir alimentos ricos en FODMAPs.

Estos desafíos se dividirán por tipo de FODMAPs, es decir, en uno de los desafíos pondrás a prueba tu intestino consumiendo un tipo solo de FODMAPs y en total realizarás cinco desafíos ya que existen cinco tipos de FODMAPs. De esta manera sacarás conclusiones específicas para cada grupo de FODMAPs, obteniendo una información valiosísima que te permitirá organizar de manera óptima tus comidas.

Las características generales de estos desafíos que te proponemos son las siguientes:

✓ Intentaremos provocar síntomas por el consumo de grupos específicos de FODMAPs para saber si eres más o menos sensible a cada grupo.

✓ En cada desafío consumirás alimentos que contienen un tipo de FODMAPs.

✓ Cada desafío se divide en dos días, el Desafío Suave y el Desafío Fuerte.

✓ Si aparecen síntomas después del primer día de Desafío Suave no necesitarás realizar el Desafío Fuerte ya que habrás llegado a la conclusión de que eres sensible a ese grupo de FODMAPs.

✓ En el caso de que no aparezcan síntomas con el Desafío Suave realizaremos un Desafío Fuerte para descartar que la no aparición de síntomas se deba a un consumo insuficiente de FODMAPs.

Nosotros te guiaremos en la Fase de los Desafíos, con alimentos específicos que deberás consumir para saber si eres más o menos intolerante a un grupo de FODMAPs. Antes de continuar con los menús que componen los desafíos te explicamos cómo funcionan dichos menús.

- Los alimentos en negrita son aquellos que contienen los FODMAPs necesarios para realizar el desafío.

- Los alimentos que no están en negrita no contienen FODMAPs y por lo tanto no incluimos una cantidad específica a consumir.

- El peso de los alimentos se refiere a alimentos limpios antes de ser cocinados.

Como **ejemplo** veremos a continuación el **Desafío de Lactosa**. En este consumirás, en un primer día de Desafío Suave, cantidades bajas de lactosa para, en el caso de que se presenten síntomas, estos no sean demasiado intensos.

Menú Desafío Suave Lactosa

✓ Desayuno: Cereales de maíz, arroz, quinoa o trigo sarraceno sin fruta o miel + **200ml de yogur natural descremado** sin fructosa u otros edulcorantes como sorbitol, maltitol o xilitol.

✓ Aperitivo media mañana: Fruta sin FODMAPs (ver fruta permitida en la Fase de Eliminación).

✓ Almuerzo: Arroz + **100 g de requesón, mozzarella o queso fresco**

✓ Merienda: Fruta sin FODMAPs (ver fruta permitida en la Fase de Eliminación).

✓ Cena: Pechuga de pollo + ensalada de lechuga, canónigos, tomate y de postre **200ml de helado.**

Recuerda que estas consumiendo estos alimentos con el objetivo de conocer que grupo de FODMAPs están detrás de tus síntomas. Por lo tanto es normal si se presentan síntomas en este o en cualquiera de los otros desafíos.

En el desafío de lactosa, del cual nos estamos ocupando ahora, si después del primer día de desafío suave se presentan síntomas no debes continuar con el desafío fuerte. El hecho de que hayan aparecido los síntomas al hacer el desafío con lactosa quiere decir que eres sensible a este carbohidrato FODMAP y que los productos que contienen lactosa son una parte importante en el origen de tu malestar intestinal.

La presencia de síntomas certifica que eres intolerante a este grupo de FODMAPs y por lo tanto deberás, de ahora en adelante, tener en cuenta esto para organizar tus comidas.

Los desafíos de los distintos grupos de FODMAPs comenzaran siempre con una Fase de Desafío Suave con el objetivo de no dar lugar a síntomas demasiado intensos y/o dolorosos. Puede ser debido a esto que, después del primer día de Desafío Suave, no hayas notado ningún tipo de reacción en tu organismo. Este resultado se puede deber a dos cosas:

✓ Que no seas sensible a la lactosa.

✓ Que la cantidad de lactosa que has consumido en el Desafío Suave no haya sido suficiente para desencadenar tus síntomas.

Para salir de dudas en el segundo caso vamos a realizar un segundo día de desafío, en este caso se denomina **Desafío Fuerte**.

En el Desafío Fuerte incrementaremos las cantidades de lactosa con el objetivo de discernir si no ha sido suficiente la cantidad de lactosa para provocar los síntomas. El esquema que seguirán los desafíos será siempre el mismo, Desafío Suave seguido de Desafío Fuerte. De esta manera iremos con precaución a la búsqueda de la respuesta de si un FODMAP concreto es más "peligroso" que otros para ti pero a la vez no nos sentiremos demasiado mal.

No olvides que en negrita encontrarás siempre los alimentos que contienen FODMAPs, en este caso lactosa, y que es importante respetar las cantidades sugeridas.

Menú Desafío Fuerte Lactosa

✓ Desayuno: Cereales de maíz, arroz, quinoa o trigo sarraceno sin fruta o miel + **200ml de leche entera de vaca.**

✓ Aperitivo media mañana: **150ml de yogur natural edulcorado con azúcar y sin fruta o prebióticos** (sin edulcorantes tipo sorbitol, maltitol, xilitol, etc...).

✓ Almuerzo: Arroz + **200g de requesón, ricotta o mozzarella.**

✓ Merienda: **3-5 galletas sin gluten y con lactosa + 100ml de leche entera de vaca.**

✓ Cena: Pasta sin gluten con **80ml de nata** y beicon + **helado con lactosa.**

Es muy importante, como hemos visto en el caso de la Fase de Eliminación, no consumir alimentos que no estén especificados en el menú ya que, si introducimos otros alimentos no podremos controlar si estamos tomando otros FODMAPs y nos será imposible entender acertadamente si somos sensible a un tipo de FODMAPs más que a otros.

113

Conclusiones después de un desafío

Una vez realizado el segundo día de desafío, con mayores cantidades lactosa en este caso, se pueden dar dos situaciones:

✓ **Ni siquiera el segundo día te has sentido mal**: Esto quiere decir que muy probablemente no eres sensible a la lactosa y que puedes consumir cantidades moderadas de alimentos que contienen este carbohidrato FODMAP sin sufrir síntomas.

✓ **Después del segundo día de Desafío Fuerte tu organismo ha reaccionado y han aparecido síntomas gastrointestinales:** Esto quiere decir que eres intolerante a dicho carbohidrato FODMAP y que deberás controlar las cantidades consumidas de alimentos que contienen lactosa si quieres reducir tus síntomas ala mínimo.

Una vez entendido el funcionamiento de la Fase de los Desafío, puedes realizar desafíos por cada tipo/grupo de FODMAPs. Debes seguir siempre el mismo planteamiento, comenzar por un Desafío Suave para no sentirte demasiado mal y, si no se presentan síntomas, pasar a un segundo día de desafío más fuerte.

Según haya respondido tu organismo en estos dos días de desafío podrás llegar a la conclusión de si el FODMAP en cuestión te provoca síntomas y si tienes que organizar tus comidas en ese sentido para sentirte lo mejor posible.

A continuación encontrarás el resto de los desafíos que deberás realizar de la misma manera en la que hemos realizado el Desafío de Lactosa que nos ha servido como ejemplo.

Menú Desafío Suave Fructosa

✓ Desayuno: Leche o yogur sin lactosa + Cereales de maíz, arroz, quinoa o trigo sarraceno sin fruta o miel

✓ Aperitivo media mañana: **150g di cerezas + 1 plátano maduro.**

✓ Almuerzo: Carne o pescado + ensalada de lechuga con **100g de espárragos blancos + 50g de tomates secos + dos manzanas verdes**

✓ Merienda: Fruta sin FODMAPs (ver fruta permitida en la Fase de Eliminación).

✓ Cena: Quinoa, arroz o trigo sarraceno + Verduras sin FODMAPs (ver verdura permitida en la Fase de Eliminación).

Menú Desafío Fuerte Fructosa

✓ Desayuno: Leche o yogur sin lactosa con **2 cucharadas de miel + 200ml de zumo de naranja**

✓ Aperitivo media mañana: **200ml de zumo de fruta de pera, manzana o mango.**

✓ Almuerzo: Carne o pescado + **50g de tomates secos + 100g de guisantes + 150g de espárragos verdes + 150ml de vino blanco**

✓ Merienda: **200ml de zumo de fruta de pera, manzana o mango.**

✓ Cena: Quinoa, trigo sarraceno o arroz + **200g mango.**

Menú Desafío Suave Fructanos

✓ Desayuno: Leche o yogur sin lactosa + **galletas de trigo y/o centeno (3-5 según dimensiones)**.

✓ Aperitivo media mañana: Fruta sin FODMAPs (ver fruta permitida en la Fase de Eliminación).

✓ Almuerzo: Carne o pescado + **1/2 cebolla, 2 dientes de ajo y 200g de corazones de alcachofa**.

✓ Merienda: **Dos crackers integrales a base de harina de trigo, centeno o cebada**

✓ Cena: Carne o pescado + Verduras sin FODMAPs (ver verdura permitida en la Fase de Eliminación) + **Yogur con inulina (prebiótico).**

Menú Desafío Fuerte Fructanos

✓ Desayuno: Leche sin lactosa (125ml) + **120g de pan integral de centeno** con aceite o mantequilla.

✓ Aperitivo media mañana: **Yogur con inulina (prebiótico) + 70g cereales integrales de trigo o centeno**

✓ Almuerzo: **120g de cous-cous o pasta de trigo** + ensalada con **remolacha, ½ aguacate**, lechuga y tomate + **100g de pan integral de trigo**.

✓ Merienda: **150ml zumo de pomelo + un caqui + 40g de pistachos.**

✓ Cena: **Pizza** con tomate, mozzarella, **cebolla y corazones de alcachofa.**

Menú Desafío Suave de Galactanos

✓ Desayuno: Leche o yogur sin lactosa (125ml) + Cereales de maíz, arroz, quinoa o trigo sarraceno sin fruta o miel.

✓ Aperitivo media mañana: Fruta sin FODMAPs (ver fruta permitida en la Fase de Eliminación).

✓ Almuerzo: Carne o pescado + **Garbanzos (pesados secos).**

✓ Merienda: **50g de Anacardos + 50g Almendras.**

✓ Cena: Carne o pescado + Verduras sin FODMAPs (ver verdura permitida en la Fase de Eliminación).

Menú Desafío Fuerte Galactanos

✓ Desayuno: **200ml de leche de soja +** cereales de quinoa o trigo sarraceno **+ Café.**

✓ Aperitivo media mañana: **80g de pistachos**

✓ Almuerzo: Carne o pescado + **120g (pesados secos) de alubias + Café.**

✓ Merienda: **50g de Anacardos + 50g Almendras.**

✓ Cena: Carne o pescado + **80g di lentejas (pesados secos).**

Menú Desafío Suave Polioles

Nota: Consumir **4 caramelos sin azúcar** durante el día edulcorados con **Sorbitol**
o **Manitol**

✓ Desayuno: Leche o yogur sin lactosa + Cereales de maíz, arroz, quinoa o trigo sarraceno sin fruta o miel

✓ Aperitivo media mañana: **100g di albaricoques**+ **100g de lichis**

✓ Almuerzo: Carne o pescado + ensalada con **200g de aguacate, 75g de maíz dulce**, lechuga, tomate, aceite y sal.

✓ Merienda: Fruta sin FODMAPs (ver fruta permitida en la Fase de Eliminación).

✓ Cena: Carne o pescado + **200g (antes de cocinar) de setas o champiñones**

Menú Desafío Fuerte Polioles

Nota: Consumir **6 caramelos sin azúcar** durante el día edulcorados con **Sorbitol**
o **Manitol**

✓ Desayuno: Leche o yogur sin lactosa + Pan de maíz, arroz, quinoa o trigo sarraceno con **30g de mermelada de moras.**

✓ Aperitivo media mañana: **50g de ciruelas pasas**

✓ Almuerzo: Carne o pescado + **200g de setas o champiñones + 150g de calabaza**

✓ Merienda: **100g de albaricoques**

✓ Cena: **200g de coliflor + 100g de apio + 250g de batata**

Después de las Fases de Desafío, ¿qué debo hacer?

Una vez que has pasado por las Fases de Desafío habrás adquirido una información muy valiosa para tu vida cotidiana ya que habrás aprendido a que tipo(s) de FODMAPs eres intolerante y por lo tanto sabrás a que alimentos tienes que prestar más atención a la hora de planificar tus comidas.

Como hemos dicho anteriormente, ser sensible a un tipo de FODMAP no quiere decir no volver a comer nunca más todos los alimentos que contienen dicho FODMAP. Debemos pensar siempre en el ejemplo de las legumbres. Las legumbres son alimentos ricos en galactanos, los cuales, al no ser digeridos en nuestro intestino de forma eficiente, viajan hasta el intestino grueso donde son fermentados de manera rápida y explosiva.

Si con el Desafío de Galactanos hemos sufrido gases, dolor de barriga e hinchazón o incluso diarrea, esto no quiere decir que no podremos comer legumbres nunca más en nuestra vida. Las legumbres son una fuente rica de carbohidratos, proteínas, minerales y vitaminas y por lo tanto deben estar presentes en nuestra dieta. Lo que debemos hacer, con la información que hemos sacado a través de los desafíos, es gestionar las cantidades de legumbre que consumimos.

Por ejemplo, en vez de un plato de 100 o 120 gramos de legumbres podemos añadir 20 o 25 gramos de estas en una ensalada de arroz acompañado todo con verduras de bajo contenido en FODMAPs. De esta manera, hemos aprendido a usar la información obtenida en este libro sin dejar de lado un grupo entero de alimentos con tantos beneficios para nuestra salud.

Con pruebas como esta podremos incluso llegar a consumir cantidades controladas de alimentos que contienen FODMAPs pero que hemos descubierto de ser sensibles con las fases de desafío. De esta manera no empobreceremos nuestra dieta sino que usaremos de una manera inteligente las conclusiones que hemos sacado siguiendo los consejos de este libro.

Por lo tanto, podemos hacer un resumen con los conceptos que más nos ayudarán a partir de ahora, una vez que hemos pasado por las fases de eliminación y desafío:

✓ **Ser sensible a un tipo de FODMAPs no quiere decir dejar de comer los alimentos que contienen dicho FODMAP.**

✓ **Para conocer nuestro límite de tolerancia a un alimento/tipo de FODMAP haremos pruebas con pequeñas cantidades inicialmente.**

✓ **En estas pruebas combinaremos el alimento que contienen FODMAPs con otros a bajo contenido como, carne, pescado, huevos o fruta y verdura con un contenido bajo de FODMAPs.**

✓ **Podremos aumentar estas pequeñas cantidades iniciales con moderación, paso a paso, en el caso de que no se presenten síntomas.**

Capítulo 18. Listas de alimentos ricos en FODMAPs

A continuación os suministramos listas de alimentos que contienen FODMAPs agrupados por tipo de FODMAP. Estas listas no son de alimentos a evitar sino de tener en cuenta a la hora de organizar tus comidas. Sigue los consejos del capítulo anterior para introducir alimentos de estas listas en tu dieta.

El elenco de alimentos ha sido actualizado con las últimas informaciones disponibles en el momento de publicación de este libro. Esto no quita que se publicarán en el futuro nuevos datos de composición de FODMAPs en los alimentos y por lo tanto estas listas tenderán a actualizarse en un futuro. De todas formas aunque en un futuro haya algunos cambios, es un excelente punto de partida para que puedas conocer donde se encuentran los carbohidratos FODMAP y qué tipos de FODMAPs contiene cada alimento.

Para tener la información más actualizada lo mejor es consultar a tu nutricionista de confianza para que te pueda informar de todos los datos que se publiquen en cuanto a composición de FODMAPs en los alimentos.

Alimentos y productos que contienen lactosa

- Leche (vaca, cabra, oveja)

- Leche condensada

- Yogur

- Ricotta, requesón y quesos frescos en general

- Kéfir

- Dulces, galletas, tartas

- Helados

- Medicamentos

Alimentos y productos que contienen fructosa

- Productos con fructosa o fructosa cristalina como edulcorante.

- Productos con jarabe/sirope de maíz de alto contenido en fructosa como ingrediente (HFCS en inglés):
  - Bebidas refrescantes
  - Jarabe de agave
  - Salsa barbacoa y kétchup
  - Sirope de tortitas
  - Mermelada o gelatina
  - Otros: Controlar siempre las etiquetas

- Zumos y concentrados de zumo de frutas.

- Puré de frutas, fruta deshidratada (ciruelas, uvas, arándanos).

- Mango

- Pera

- Manzana

- Melocotón

- Sandía (contiene también fructanos y polioles).

- Sidra de miel

- Compota de miel

- Espárragos

- Alcachofas (contiene también fructanos).

- Tomates secos

- Melaza

- Miel

Alimentos y productos que contienen fructanos

- Cereales: Trigo, centeno, cebada y amaranto (en menor cantidad).

- Productos hechos a base de harinas de los cereales mencionados anteriormente (pan, pasta, roscos, crackers, dulces, tartas, etc...).

- Productos con inulina (fructano) añadida como prebiótico o con extracto de raíz de achicoria (fuente de inulina).

- Cereales de desayuno de trigo, centeno, cebada.

- Cous-cous y gnocchi de trigo, centeno, cebada.

- Cebolla, cebolla en polvo o como ingrediente en platos preparados.

- Ajo, ajo en polvo o como ingrediente en platos preparados.

- Alcachofas, corazón de alcachofas (contienen también fructosa).

- Chalota

- Cebollino

- Repollo

- Remolacha

- Anacardos, pistachos, avellanas (contienen también galactanos)

Alimentos que contienen galactanos

- Guisantes secos

- Alubias secas o de bote*

- Garbanzos o humus

- Lentejas

- Judías de lima o manteca a base de estas.

- Todas las legumbres en general.

- Anacardos, pistachos, avellanas (contienen también fructanos).

- Leche de soja

- Hamburguesa vegetal de soja.

- Semillas de girasol

- Café

    *Eliminar el líquido que contiene el bote y lavar las alubias antes de consumirlas. Los FODMAPs son solubles en agua y por lo tanto puede contener gran cantidad de galactanos.

Alimentos y productos que contienen polioles

- Caramelos y chicles de todo tipo sin azúcar y edulcorados con: maltitol, sorbitol, isomalto, latitol, manitol, xilitol, polidextrosio o hidrosilato de almidón hidrogenado.

- Ciruelas

- Zumo de ciruelas

- Higos frescos y secos

- Mora

- Dátil

- Cereza

- Nectarina

- Albaricoque

- Setas y champiñones

- Coliflor

- Calabaza amarilla dulce

- Aguacate

- Maíz dulce fresco en lata

Capítulo 19. Estrategias para consumir alimentos que contienen FODMAPs

Una cosa que seguro que habéis aprendido con este libro es que, si descubrís ser intolerantes a uno o varios tipos de FODMAPs, no debéis eliminar los alimentos que contienen dichos FODMAPs de vuestra dieta.

Esto se hace solo de manera temporal durante la Fase de Eliminación ya que en esta fase el objetivo es saber si los FODMAPs son una parte importante de nuestros problemas intestinales. Para ello eliminamos los FODMAPs durante dicha Fase de Eliminación y si vemos mejorías podemos sacar la conclusión de que los FODMAPs contribuyen en gran medida a nuestro malestar gastrointestinal.

Una vez que hemos pasado por las Fases de Eliminación y Desafíos tenemos que mantener una dieta lo más variada posible lo cual significa comer el mayor número posible de alimentos. Esto se puede hacer si seguimos una serie de pautas incluso con alimentos que contienen FODMAPs ya que, la intolerancia a los FODMAPs es una cuestión de límite.

Todos tenemos un límite de FODMAPs que podemos consumir sin desencadenar síntomas importantes y con las estrategias que te presentamos a continuación y aplicando la filosofía que está detrás de estas estrategias, podrás seguir comiendo alimentos con FODMAPs de una manera controlada.

Ajo y cebolla

Como hemos podido ver en las listas de alimentos que contienen FODMAPs, la cebolla y el ajo contienen una gran cantidad de FODMAPs del tipo fructanos. El problema es renunciar a dos alimentos tan presentes en nuestra dieta mediterránea.

Por lo tanto podemos usar un truco para no perder el sabor que aportan estos dos alimentos a nuestros platos y a la vez no sentirnos mal.

En el caso de que queráis dar un toque con ajo y/o cebolla a vuestros sofritos podéis valeros de la diferente solubilidad que presentan los FODMAPs en aceite y en agua. Los FODMAPs presentan una alta solubilidad en agua y disoluciones acuosas mientras que en soluciones orgánicas, como el aceite, su solubilidad es reducida.

Por tanto, para poder saborear ambos alimentos en vuestros sofritos, el truco está en sofreír y retirar después los trozos de ajo y cebolla ya fritos. De esta manera el aceite se habrá aromatizado con ambos pero la cantidad de FODMAPs que habrán pasado al aceite será mínima ya que no son solubles en este.

El caso contrario lo encontramos con caldos preparados con agua y cebolla. Para las personas sensibles a los fructanos los caldos a los que se añaden ajo y cebolla son una bomba para el intestino ya que la solubilidad de los FODMAPs en agua hace que la presencia de estos en el caldo sea altísima.

De hecho, en el caso de que compréis legumbres de bote sucede lo mismo, es muy importante descartar el caldo presente en la confección y lavar al menos una vez las legumbres.

Así eliminaréis una gran cantidad de FODMAPs que están presentes en el líquido que acompaña a las legumbres y reduciréis vuestros síntomas intestinales sin renunciar a un alimento con tantas propiedades.

Como sustituir trigo, cebada y centeno

A priori puede parecer difícil sustituir trigo, cebada y centeno, así como los alimentos preparados con harinas a partir de estos cereales, ya que consumimos una gran cantidad de alimentos a base de estos en nuestra alimentación diaria.

Pero no todo es como parece ya que vivimos en un período donde la oferta de cereales bajos en FODMAPs y sin gluten ha aumentado tantísimo. Por lo tanto existe en el mercado una gran variedad de cereales, mal llamados pseudocereales, y que son aconsejables para personas con intolerancia a los fructanos así como para personas celíacas.

Algunos ejemplos son:

- Quinoa
- Grano Teff
- Mijo
- Sorgo
- Trigo sarraceno
- Masa madre

En esta lista hemos incluido aquellos que son menos conocidos aunque si muchas personas los están ya usando en su dieta. Otros dos sustitutos muy conocidos por los celíacos por ejemplo son el arroz y el maíz que también son alimentos sin gluten y sin fructanos.

Otro factos importante es que de la mayoría de estos cereales nuevos en nuestra cultura también podemos encontrar harinas, lo cual nos da una gran libertad a la hora de preparar pan, dulces, etc... sin tener miedo a sufrir un gran malestar intestinal por los efectos secundarios de los fructanos.

Yogur hecho en casa

Si sois como nosotros, amantes del yogur, pero tenéis miedo de que la lactosa pueda arruinaros este placer, os proponemos realizar vuestro propio yogur en casa.

Aunque si existen ya yogures en el mercado sin lactosa, podéis realizar vuestro propio yogur casero de manera simple y rápida. Esto sería interesante ya que los yogures que podemos encontrar en el supermercado suelen presentar dos características fundamentales que los hacen distintos de los yogures preparados tradicionalmente:

- La fermentación no es lo suficientemente larga.

- Se les añade suero de la leche para mejorar sus propiedades organolépticas.

Antes de la era de los yogures preparados industrialmente, el proceso de fermentación del yogur era de mayor duración lo cual conllevaba que los microorganismo encargados de esta fermentación consumieran casi por completo la lactosa presente para dar lactato y así, este yogur casero tradicional era adapto a personas intolerantes a la lactosa.

Por otro lado, es algo muy común el uso de suero de la leche para mejorar la apariencia y el sabor del yogur industrial y este presenta una gran cantidad de lactosa.

Nuestro consejo es que podéis preparar vuestro yogur en casa, de una manera simple y divertida. Podéis encontrar miles de recetas en internet y solo necesitareis una yogurtera para poder controlar la temperatura del proceso.

Así que ahora no tenéis excusa para no consumir un alimento con tantas propiedades como el yogur.

Comer fuera de casa

Es importante tener también un "plan" cuando vamos comer fuera de casa ya que cuando salimos a almorzar o cenar fuera aumenta la probabilidad de que comamos cosas que nos puedan sentar mal debido a que no controlamos los ingredientes que llevan los platos que pedimos.

Otra cosa a tener en cuenta también es que, si sabemos que tenemos que ir a cenar fuera y es probable que debamos consumir alimentos ricos en FODMAPs, nos podemos organizar en el almuerzo y preparar una comida baja en FODMAPs, por ejemplo carne o pescado con verduras permitidas como calabacines o berenjenas. De esta manera si consumimos FODMAPs a la hora de la cena, estaremos lejos de superar nuestro límite de tolerancia a los FODMAPs y podremos comer, con moderación, alimentos que contienen estos carbohidratos.

Hoy en día hay también una gran cantidad de restaurantes que ofrecen platos para intolerantes, sobre todo celíacos e intolerantes a la lactosa. En el caso de que queráis ir a comer pizza podéis buscar si existen pizzerías que ofrezcan pizzas para celíacos. Las pizzas para celíacos están hechas con harinas como las que os hemos presentado anteriormente; arroz, maíz, quinoa, etc... Este tipo de harinas como hemos visto no contienen gluten y tampoco contienen fructosanos por lo que son indicadas para personas con SII o con síntomas similares a los que se dan en esta patología funcional.

También puede ser que exista la alternativa de pedir la mozzarella sin lactosa y ya solo nos faltará elegir ingredientes bajos en FODMAPs para poder disfrutar de una pizza baja en FODMAPs y en síntomas posteriores.

En el caso de que no sea posible encontrar los cereales alternativos a aquellos con gluten y fructanos que os hemos comentados merece la pena que le deis una oportunidad a la masa madre.

La **masa madre** se obtiene mediante una fermentación natural (sin levadura añadida) de harinas de cualquier tipo. Lo que hace especial a la masa madre es que, al ser levitada por medio de los microorganismos presentes en el ambiente, sin levadura añadida, requiere de mucho más tiempo para levitar. Esto conlleva que las levaduras y bacterias tengan más tiempo para descomponer los fructanos y así el producto final debería ser tolerado mejor por las personas sensibles a estos FODMAPs.

Por lo tanto es una buena idea dar una oportunidad a la masa madre si la encontráis como una opción ya sea en la panadería cuando vais a comprar el pan o en los restaurantes cuando existan alimentos preparados de esta manera.

De todas formas consumid cantidades pequeñas inicialmente y evaluad la posible aparición de síntomas.

Resumen final

Después de leer este libro, hemos adquirido los conocimientos necesarios para poder gestionar de la mejor manera posible nuestra alimentación con respecto a los FODMAPs.

Para conseguir el mayor éxito posible en nuestro objetivo de sentirnos bien **es importante recordar lo que hemos aprendido en este libro:**

✓ **Cómo se comportan los FODMAPs en el interior de nuestro organismo.**

✓ **A qué tipo o tipos de FODMAPs somos más sensibles.**

✓ **En qué alimentos se encuentran la mayor cantidad de FODMAPs.**

✓ **Cómo debemos organizar nuestra alimentación para sentirnos lo mejor posible.**

Todo lo que acabamos de resumir lo hemos aprendido a través de la lectura de este libro, de ahora en adelante solo nos queda poner en práctica las enseñanzas adquiridas y organizar nuestra alimentación de la manera más eficiente posible con el objetivo de sentirnos bien y recuperar el control de nuestro intestino.

Capítulo 20. Algunos mitos a superar

Vivimos actualmente en la era de la información compartida. Nunca antes la cantidad de información a nuestra disposición había sido tan grande. El problema es que a veces es difícil discernir la información verdadera y basada en hecho demostrados de aquella que es solamente opinión y que no tienen ningún tipo de fundamento o prueba científica que la avale.

En el caso de argumentos científicos, como es la nutrición, la mejor fuente de información son los artículos publicados en las revistas de mayor prestigio. Estos artículos se publican después de superar comités científicos que velan por la calidad y la veracidad de los datos y conclusiones publicadas.

Ese tipo de artículos son muy específicos y su lectura no está alcance de muchas personas por lo que nuestra intención con este libro ha sido la de extraer las conclusiones y los datos más interesantes para personas con síntomas gastrointestinales recurrentes, con el objetivo de hacerles accesible los resultados científicos más recientes y así permitir a estas personas de poder mejorar su calidad de vida aplicando dichos resultados.

Esta última sección del libro la queremos dedicar a desmitificar algunos conceptos que se han instalado en nuestra cultura nutricional y que los resultados científicos publicados han demostrado ser erróneos.

En nuestra opinión este es el papel que debe tener la ciencia, el de acercarnos lo más posible a la verdad de las cosas para que podamos beneficiarnos del conocimiento generado por todas las personas que trabajan en el mundo de la investigación y podamos aplicar los resultados que dichas personas obtienen para mejorar nuestra vida diaria.

Mas fibra por favor... ¿o no?

Muchas veces es curioso ver las cosas que se escriben en muchas páginas web o blogs sobre el papel que tienen la fibra como tratamiento de los problemas de intestino irritable. De hecho, una gran cantidad de pacientes que llegan a nuestra consulta nos informan de que incluso hoy en día, una gran cantidad de especialistas recomiendan aumentar el consumo de fibra como tratamiento para el síndrome del intestino irritable.

Lo que dicen los últimos estudios publicados respecto al tratamiento con suplementos de fibra para personas que sufren de SII es que **solo el 10% de las personas que siguen este tratamiento de mayor consumo de fibra mejoran de sus síntomas gastrointestinales.**

La fibra es un elemento indispensable en nuestra dieta, sea para ayudar al tránsito intestinal o también por el papel que tienen como fuente de energía en el metabolismo de gran parte de nuestra flora intestinal y es teniendo en cuenta esto que el consumo de fibra forma parte de un alimentación sana y equilibrada.

Por otro lado, la fibra puede tener efectos adversos en personas que sufren de SII o patologías con síntomas similares ya que los FODMAPs son considerados como fibra fermentable y ya hemos visto como la fibra fermentable puede empeorar los síntomas de personas sensibles.

Es por esto que la terapia de mayor consumo de fibra a través de suplementos tiene escaso éxito en pacientes afectados de SII (solo el 10% mejoran) mientras que un control del consumo de FODMAPs en la dieta ha demostrado en gran cantidad de estudios científicos que mejora los síntomas en un 75% de los casos.

Por lo tanto la recomendación de un mayor consumo de fibra para personas con SII no está respaldada por los resultados científicos publicados, pudiendo tener el efecto contrario, el de aumentar los síntomas en pacientes de este tipo.

En el caso de que el paciente presente un estreñimiento prolongado y pueda necesitar recurrir a suplementos de fibra para favorecer el tránsito intestinal la recomendación que hacemos es la de **elegir fibra no fermentable** como componente de estos suplementos. La fibra no fermentable o con un perfil bajo de fermentación no empeorara los síntomas de personas con SII ya que no será fermentada de manera explosiva por las bacterias que se encuentran en el intestino grueso.

Como ejemplos de fibra no fermentable tenemos la **celulosa o la metilcelulosa** así que, si necesitas recurrir a suplementos para tu estreñimiento y tienes SII no te preocupes, los suplementos de celulosa y metilcelulosa no fermentarán en tu intestino y por tanto no aumentarán tu hinchazón intestinal ni tus dolores abdominales.

Lácteos si, lácteos no

Existe una gran polémica sobre el consumo de leche y sus derivados en general pero también referida al SII. Están aquellos que recomiendan el consumo de yogur par el SII por ser un alimento "blando", sin especificar si debe contener lactosa o no por cierto. También están aquellos que claman que, al ser la lactosa el origen de muchos problemas gastrointestinales se debe eliminar la leche y los lácteos completamente de la dieta.

Antes que nada recordemos cómo funciona la intolerancia a la lactosa. Como hemos visto anteriormente una persona es intolerante a la lactosa cuando, por la causa que sea, no es capaz de producir la cantidad necesaria de lactasa, la enzima necesaria para digerir dicho disacárido. Esta capacidad de producir lactasa y por tanto de digerir la lactosa es específica de cada individuo aunque se puede ver alterada por estados patológicos u otros motivos.

Desde el punto de vista nutricional la leche y los lácteos son alimentos de un gran valor ya que aportan carbohidratos, proteínas, vitaminas y minerales y por lo tanto la ciencia recomienda su consumo con moderación ya que son beneficiosos para nuestra salud.

Además, el caso de la intolerancia a la lactosa no es blanco o negro y la mayoría de las personas intolerantes podrían consumir una cantidad controlada de alimentos con lactosa sin desencadenar sus síntomas gastrointestinales.

También es importante recordar que no todos los lácteos contienen el mismo nivel de lactosa y que, alimentos como el queso curado o los yogures que han fermentado el tiempo suficiente además de otros muchos otros alimentos a base de leche contienen cantidades mínimas de lactosa.

También es importante qué otros alimentos se consumen a la vez que los alimentos con lactosa o bien qué alimentos se han consumido durante las horas precedentes. Por ejemplo, un helado con lactosa nos puede sentar mal como postre si en la misma comida hemos incluido alimentos con un alto contenido de FODMAPs como pan de trigo, alcachofas, cebolla y ajo. Sin embargo, el mismo helado nos puede sentar estupendamente si lo tomamos como postre en una comida donde hemos consumido alimentos de bajo contenido en FODMAPs como puede ser pescado con patatas al horno.

Con todo esto lo que queremos decir es que existen medidas a tomar para mantener el consumo de lácteos por sus beneficios nutricionales sin tener que desencadenar síntomas en nuestro intestino.

Lo más importante para consumir lácteos con "seguridad" es:

✓ **Conocer la cantidad de lactosa que contiene cada alimento.**

✓ **Combinar alimentos que contienen lactosa con otros alimentos bajos en FODMAPs.**

✓ **Consumir cantidades reducidas inicialmente para evaluar posibles síntomas.**

✓ **Elegir lácteos con bajo contenido de lactosa (<0,1%) o aquellos etiquetados como sin lactosa (<0,01%).**

Café, soja, vinagre, ¿amigos o enemigos del SII?

Empezamos con el café. Todos conocemos el poder estimulante de la cafeína, incluso a nivel intestinal. Lo que a muchos sorprende es que el café contienen además FODMAPs, del tipo galactanos. Estudios recientes han mostrado como una taza de café puede contener 1,3g de FODMAPs de media lo cual multiplicado por varias tazas de café al día puede suponer una cantidad importante de galactanos que, sumados a otros tipos de FODMAPs consumidos en nuestra alimentación diaria, pueden provocar síntomas gastrointestinales en personas sensibles.

En el caso de la soja y los derivados a partir de esta como el tofu, la salsa de soja, etc... es importante diferenciar si el producto se ha obtenido a partir de judías de soja entera o bien a partir de proteína de soja. En el caso de que se haya obtenido a partir de judías de soja enteras la presencia de FODMAPs, en concreto galactanos, es importante ya que en la fracción de carbohidratos de la judía de soja están presentes los FODMAPs.

Por el contrario, si hablamos de productos a partir de proteína de soja, como se descarta la fracción de carbohidratos y el producto se elabora con la fracción proteica, la cantidad de FODMAPs presente es mínima y serán mucho más indicados para personas con SII.

Por último hablaremos del vinagre. El vinagre de manzana y el de vino pueden contener un exceso de fructosa, sobre todo el de manzana. Esto hace que deban ser consumidos con moderación por parte de los individuos sensibles a la fructosa.

Además algunos vinagres contienen como ingrediente jarabe/sirope de maíz de alto contenido en fructosa lo cual puede aumentar la presencia de fructosa en el producto final y emporar aún más los síntomas en personas sensibles. Por lo tanto con el vinagre, como con casi todos los productos que compramos, es de vital importancia leer las etiquetas y sobre todo consumirlo con moderación.

Capítulo 21: Algunas palabras sobre los autores

Mario Bautista-Trigueros se licenció en Bioquímica por la Universidad de Sevilla, España. Desde entonces ha participado en diferentes proyectos de investigación, centrándose en el estudio de la relación entre alimentación, cáncer, diabetes y otras patologías.

Entre los institutos de investigación que ha trabajado está el IDIBAPS (Instituto de Investigaciones Biológicas Augusto Pi y Sunyer) en Barcelona, el CABIMER (Centro Andaluz de biología Molecular y Medicina Regenerativa) en Sevilla, TSRI (The Scripps Research Institute) en San Diego, California y el CNIO (Centro Nacional de Investigaciones Oncológicas) en Madrid.

Maria Michela Mancarelli se licenció en Biología en la Universidad de Nápoles y después consiguió el doctorado en la Universidad de L'Aquila, ambas en Italia. Ha dedicado su carrera investigadora al estudio de la interacción entre ambiente, cáncer, nutrición y aparición de diferentes patologías metabólicas.

Michela ha trabajado en importantes centros de investigación como el TSRI (The Scripps Research Institute) en San Diego, California y el CNIO (Centro Nacional de Investigaciones Oncológicas) en Madrid.

Desde 2012 Michela y Mario se dedican exclusivamente a su consulta de nutrición en Taranto, en el sur de Italia y también siguen a pacientes con problemas intestinales de todo el mundo a través de su consulta online. Si quieres más información sobre ellos no dudes en visitar:

www.dietafodmap.es

Capítulo 22. Bibliografía

Todas las informaciones contenidas en este libro están basadas en las publicaciones científicas más recientes. En esta sección encontraréis un listado completo de todas las publicaciones que hemos usado para escribir este libro, por orden alfabético del primer autor.

Akbar A, Yiangou Y, Facer P, Walters JRF, Anand P, Ghosh S. Increased capsaicin receptor TRPV1-expressing sensory fibres in irritable bowel syndrome and their correlation with abdominal pain. Gut 2008;57:923-929.

Arrigoni E, Brouns F, Amadò. Human gut microbiota does not ferment erythritol. Brit J Nutr 2005;94:643-646.

Austin GL, Dalton CB, Yuming H, Morris CB, Hankins J, Weinland SR, Westman EC, Yancy WS, Drossman DA. A very low-carbohydrate diet improves symptoms and quality of life in diarrhea-predominant irritable bowel syndrome. Clin Gastr Hepatol 2009;7(6):706-708.

Barret JS, Gibson PR. Development and validation of a comprensive semi-quantitative food frequency questionnaire that includes FODMAP intake and glycemic index. J Am Diet Assoc 2010;110:1469-1476.

Barrett JS, Gearry RB, Muir JG, Irving PM, Rose R, Rosella O, Haines ML, Shepherd SJ, Gibson PR. Dietary poorly absorbed, short-chain carbohydrates increase delivery of water and fermentable substrates to the proximal colon. Aliment Pharm Ther 2010 31:874-822.

Barrett JS, Gibson PR. Clinical ramifications of malabsorption of fructose and other short-chain carbohydrates. Pract Gastroenterol. 2007;51-65.

Barrett JS, Irving PM, Shepherd SJ, Muir JG, Gibson PR. Comparison of the prevalence of fructose and lactose malabsoption across chronic intestinal disorders. Aliment Pharm Ther 2009;30:165-174.

Beyer PL, Caviar EM, McCallum RW. Fructose intake at current levels in the United States may cause gastrointestinal distress in normal adults. J Am Diet Assoc. 2005 Oct;105:1559-1566.

Biesiekierski JR, Newnham ED, Irving PM, Garrett JS, Haines M, Doecke JD, Shepherd SJ, Muir JG, Gibson PR. Gluten causes gastrointestinal symptoms in subjects without celiac disease: A double-blind randomized placebo-controlled trial. Am J Gastroenterol 2011;106:508-514.

Biesiekierski JR, Rosella O, Rose R, Liels K, Barrett JS, Shepherd SJ, Gibson PR, Muir JG. Quantification of fructans, galacto-oligosaccharides and other short-chain carbohydrates in processed grains and cereals. J Hum Nutr Diet 2011 24(2):154-176.

Bijkerk CJ, de Wit NJ, Muris JWM, Whorwell PJ, Knottnerus JA, Hoes AW. Soluble or insoluble fibre in irritable bowel syndrome in primary care? Randomised placebo controlled trial. BMJ 2009;339:b3154

Bonnema AL, Kolber LW, Thomas W, Slavin JL. Gastrointestinal tolerance of chicory inulin Products. J Am Diet Assoc 2010;110:865-868.

Born P. Carbohydrate malabsorption in patients with non-specific abdominal complaints. World J Gastroenterol 2007; 13(43):5687-5691

Brown LS, Current N. Not so sweet: Fructose malabsorption. Today's Dietitian 2011;13(9):70.

Camilleri M. Probiotics and Irritable Bowel Syndrome: Rationale, putative mechanisms, and evidence of clinical efficacy. J Clin Gastroenterol. 2006;40:264-269.

Camilleri M. Probiotics and irritable bowel syndrome: Rationale, mechanisms, and efficacy. J Clin Gastroeneterol 2008;42:S123-S125.

Chatterjee S, Park S, Low K, Kong Y, Pimentel M. The degree of breath methane production in IBS correlates with the severity of constipation. Am J Gastroenterol. 2007 Apr;102(4):837-841.

Cheng C, Bian Z, Zhu, L, Wu J, Sung J. Efficacy of a Chinese herbal proprietary medicine (Hemp Seed Pill) for functional constipation. Amer J Gastr 2011;106:120-129.

Chinda D, Nakaji S, Fukuda S, Sakamoto J, Shimoyama T, Nakamura T, Fujisawa T, Terada A, Sugawara K. Fermentation of different dietary fibers is associated with fecal clostridia levels in men. J Nutr 2004;134:1881-1886.

Choi CH, Jo SY, Park HJ, Chang SK, Byeon J, Myung S. A randomized, double-blind, placebo-controlled multicenter trial of saccharomyces boulardii in irritable bowel syndrome: Effect on quality of life. J Clin Gastroenterol 2011 Sep;45(8):679-683.

Choi YK, Johlin FC, Summers RW, Jackson M, Rao SC. Fructose intolerance: an under-recognized problem. Am J Gastr 2003;98(6):1348-1353.
Christie C, ed. The Florida Medical Nutrition Therapy Manual, (Florida Dietetic Association) 2005. P. 4.1-4.2.

Cremon C, Gargano L, Morselli-Labate AM, Santini D, Cogliandro RF, De Giorgio R, Stanghellini V, Corinaldesi R, Barbara G. Mucosal immune activation in irritable bowel syndrome: Gender-dependence and association with digestive symptoms. Amer J Gastr 2009;104:392-400.

147

Croagh C, Shepherd SJ, Merryman M, Muir JG, Gibson PR. Pilot study on the effect of reducing dietary FODMAP intake on bowel function in patients without a colon. Inflamm Bowel Dis 2007;12:1522-1528.

Cummings JH, MacFarlane GT, Englyst HN. Prebiotic digestion and fermentation. Am J Clin Nutr 2001;73:415S-20S.

Dean BB, Aguilar D, Barghout V, Kahler KH, Frech F, Groves D, Ofman J. Impairment in work productivity and health-related quality of life in patients with IBS. Am J Manag C 2005;11(1):S17-26.

DeVries J, Post B, Medallian Laboratories. Polydextrose technical bulletin. Retrieved October 23, 2011 from *http://www.medlabs.com/Downloads/polydextrose.pdf*.

Dunlop SP, Hebden J, Campbell E, Naesdal J, Olbe L, Perkins AC, Spiller RC. Abnormal intestinal permeability in subgroups of diarrhea-predominant irritable bowel syndromes. Am J Gastroenterol 2006;101:1288-1294.
Eadala P, Waud JP, Matthews SB, Green JT, Campbell AK. Quantifying the 'hidden' lactose in drugs used for the treatment of gastrointestinal conditions. Aliment Pharmacol Ther 2009;15(6):677-687.

Eastern Health Cinical School—Monash University. The Low FODMAP Diet; Reducing Poorly Absorbed Sugars to Control Gastrointestinal Symptoms (booklet). Monash University, Victoria, Australia, 2011.

Electronic Code of Federal Regulations, Title 21 Food and Drugs, Section 101.9. Retrieved November 18, 2011

Emmanuel AV, Tack J, Quigley EM, Talley NJ. Pharmacological management of constipation. Neurogastroenterol Motil 2009;21(Suppl.2):41-54.

Eswaran S, Tack J, Chey WD. Food: The forgotten factor in the irritable bowel syndrome. Clin N Amer 2011(40):141-162.

Food and Agrigulture Organization of the United Nations. Carbohydrates in Human Nutrition, Report of a Joint FAO/WHO Consultation, Rome. April 1997.

Ford AC, Chey WD, Talley NJ, Malhotra A, Spiegel MR, Moayyedi P. Yield of diagnostic tests for celiac disease in individuals with symptoms suggestive of irritable bowel syndrome. Arch Intern Med 2009; 169(7):651-658.

Ford AC, Talley NJ, Spiegel BMR, Foxx-Orenstein AE, Schiller L, Quigley EMM, Moayyedi P. Effect of fibre, antispasmodics, and peppermint oil in the treatment of irritable bowel syndrome: systemic review and meta-analysis. Brit Med J 2008;13:3370:237-246.

Francavilla R, Miniello V, Magistà AM, De Canio A, Bucci N, Gagliardi F, Lionetti E, Castellaneta S, Polimeno L, Peccarisi L, Intrio F, Cavallo L. A Randomized Controlled Trial of Lactobacillus GG in Children With Functional Abdominal Pain. Pediatrics 2010;126;e1445-e1452.

Gearry RB, Irving PM, Nathan DM, Barrett JS, Shepherd SJ, Gibson PR. The effect of reduction of poorly absorbed, highly fermentable short chain carbohydrates (FODMAPs) on the symptoms of patients with inflammatory bowel disease (IBD). J Gastroen Hepatol. 2007;22(supp 3):A292.
Gibson PR, Shepher SJ. Evidence-based Dietary Management of Functional Gastrointestinal Symptoms: The FODMAP Approach. J Gastroenterol Hepatol. 2010;25(2):252-258.

Gibson PR, Shepherd SJ. Evidence-based dietary management of functional gastrointestinal symptoms: the FODMAP approach. J Gastr Hepatol 2010;25(2):252-258.

Goldstein R, Braverman D, Stankiewicz H. Carbohydrate malabsorption and the effect of dietary restriction on symptoms of irritable bowel syndrome and functional bowel complaints. Isr Med Assoc J 2000;2:583-587.

Grabitske HA, Slavin JL. Gastrointestinal effects of low-digestible carbohydrates. Crit Rev Food Sci Nutr 2009;49(4):327-360.

Granito M, Frias J, Doblado R, Guerra M, Champ M, Vidal-Valverde C. Nutritional improvement of beans (Phaseolus vulgaris) by natural fermentation. Eur Food Res Technol 2002;214:226-231.

Gwee K. Fiber, FODMAPs, flora, flatulence and the functional bowel disorders. J Gastroenterol Hepatol. 2010 25:1335-1336.

Hadley SK, Gaarder SM. Treatment of irritable bowel syndrome. Am Fam Physician. 2005 Dec;72(12):2501-2506.

Halpert A, Dalton CB, Palsson O, Morris C, Hu Y, Bangkiwala S, Hankins J, Norton N. What patients know about irritable bowel syndrome (IBS) and what they would like to know. National survey on patient educational needs in IBS and development and validation of the Patient Educational Needs Questionnaire (PEQ). Amer J Gastr 2007;102:1972-1982.

Hanover ML, White JS. Manufacturing, composition and applications of fructose. Am J Clin Nutr.1993;58(suppl):724S-32S.

Health Canada. Sugar alcohols (polyols) and polydextrose used as sweeteners in food. 2005.

Heizer WD, Southern S, McGovern S. The role of diet in symptoms of irritable bowel syndrome in adults: a narrative review. J Amer Diet Assoc 2009;1091204-1214.

Hoekstra JH, van den Aker JHL. Facilitating effect of amino acids on fructose and sorbitol absorption in children. J Pediatr Gastr Nutr 1996;23(2):118-124.

Inadomi JM, Fennerty MB, Bjorkman D. The economic impact of irritable bowel syndrome. Aliment Pharmacol Ther 2003;28(7):671-682.

International Organics, Energave. Raw, organic agave nectar, 2008. Retrieved November 13, 2011

Jiménez MB. Treatment of irritable bowel syndrome with probiotics. An etiopathogenic approach at last? Rev Esp Enferm Dig 2009;101(8):553-564.
Karppinen S, Myllymäki O, Forssell P, Poutanen K. Fructan Content of Rye and Rye Products. Cereal Chem 2003;80(2):168–171.

Karppinen S. Dietary fibre components of rye bran and their fermentation in vitro. Espoo 2003. VTT Publications 500. Retrieved October 26, 2011 at http://ethesis.helsinki.fi/julkaisut/bio/bioja/vk/karppinen/dieta ryf.pdf.
Kolfenbach L. The pathophysiology, diagnosis and treatment of IBS. J Amer Acad Phys Assist. 2007 Jan;(20)1:16-20.

Lavender, R. Following the ripening of bananas. Chem Sci. 2006 Feb;3 Retrieved October 23, 2011

Leavitt MD, Duane WC. Floating stools—flatus versus fat. New Engl J Med 1972;286(18)973-975
.
Ledochowski M, Sperner-Unterweger B, Fuchs D. Lactose malabsorption is associated with early signs of mental depression in females. A preliminary report. J Dig Dis 1998; 43(11)2513-2517.

Ledochowski M, Überall F, Propst T, Fuchs D, Fructose malabsorption is associated with lower plasma folic acid concentrations in middle-aged subjects. Clin Chem 1999;45(11):2013-2014.

Ledochowski M, Widner B, Bair H, Probst T, Fuchs D. Fructose- and sorbitol-reduced diet improves mood and gastrointestinal disturbance in fructose malabsorbers. Scand J Gastr 2000;35:1048-1052.

Ledochowski M, Widner B, Murr C, Fuchs D, Decreased serum zinc in fructose malabsorbers. Clin Chem 2001;47(4):745-747.

Lee CY, Shallenberger RS, Vittum MT. Free sugars in fruits and vegetables. New York's Food and Life Sciences Bulletin. 1970;1:1-12.

Levine BL, Weisman S. Enzyme replacement as an effective treatment for the common symptoms of complex carbohyrdrate intolerance. Nutr Clin Care 2004;7(2):75-81.

Lifeway Foods. 411 on Lactose Intolerance and Lifeway Kefir. Retrieved December 1, 2011 from http://lifeway.net/Portals/1/lactoseintolerance.pdf.
Macfarlane GT, Steed H, Macfarlane SJ. Bacterial metabolism and health-related effects of glacto-oligosaccharides and other prebiotics. Appl Microbiol 2008;104(2):305-344.

Maxion-Bergemann S, Thielecke E, Abel E, Bergemann R. Costs of irritable bowel syndrome in the UK and US. Pharmacoeconomics 2006;24(1):21-37.

McCleary BV, Murphy A. Measurement of total fructan in foods by enzymatic/spectrophotometric methods: Collaborative study. J AOAC Int 2000;83(2):356-364.

Morcos A, Dinan T, Quigley EMM. Irritable bowel syndrome: Role of food in pathogenesis and management. J Digest Dis 2009;10(4):237-246.

Moshfegh, AJ, Friday JE, Goldman JP, Chug A, Jaspreet K. Presence of inulin and oligofructose in the diets of Americans, J Nutr. 1999;129:1407S-1411S.

Muir JG, Shepherd SJ, Rosella O, Rose R, Barrett JS, Gibson PR. Fructan and free fructose content of common Australian vegetables and fruit. J Agric Food Chem 2007;55:6619-6627.

Nathan DM, Shepherd SJ, Berryman M, Muir JG, Iser JH, Gibson PR. Fructose malabsorption in Crohn's disease: a common contributor to symptoms that benefit from dietary modification. J Gastroen Hepatol. 2005;20(Suppl.):A27.

Neal KR, Hebden J, Spiller R. Prevalence of gastrointestinal symptoms six months after bacterial gastroenteritis and risk factors for development of the irritable bowel syndrome: postal survey of patients. Brit Med J 1997;314(7083):779-782.

Niness KR. Inulin and oligofructose: What are they? J Nutr. 1999; 129:1402S-1406S.

Nucera G, Gabrielli M, Lupascu A, Lauritano EC, Santoliquido A, Cremonini F, Cammarota G, Tondi P, Pola P, Gasbarrini G, Gasbarrini A. Abnormal breath tests to lactose, fructose and sorbitol in irritable bowel syndrome may be explained by small intestinal bacterial overgrowth. Aliment Pharm Therap. 2005;21(11):1391-1395.

Oklahoma Cooperative Extension Service. Let's compare dairy goats and cows. Retrieved November 18, 2011

Ong DK, Shaylyn M, Barrett JS, Shepherd SJ, Irving PM, Biesiekierski J, Smith S, Gibson PR, Muir JG. Manipulation of dietary short chain carbohydrates alters the pattern of gas production and genesis of symptoms in irritable bowel syndrome. J Gastroen Hepatol 2010 25:1366-1373.

Parkes GC, Brostoff J, Whelan K, Sanderson JD. Gastrointesitnal microbiota in irritable bowel syndrome: Their role in its pathogenesis and treatment. Am J Gastroenterol 2008;103:1557-1567.

Pimentel M, Lembo A, Chey WD, Zakko S, Ringel Y, Yu J, Mareya SM, Shaw AL, Bortey E, Forbes WP for the TARGET Study Group, Rifaximin therapy for patients with irritable bowel wyndrome without constipation. N Engl J Med 2011:364:22-32.

Purdue University Center for New Plants and Plant Products. Retrieved December 29, 2011

Prosky L, Hoebregs H. Methods to determine food inulin and oligofructose. J Nutr 1999;129:1418S-1423S.
Quigley, EMM. Probiotics in irritable bowel syndrome: An immunomodulatory strategy? J Am Coll Nutr 2007;26(6):684S-690S.

Rackis JJ. Flatulence caused by soya and its control through processing. J Am Oil Chem Soc 1981;58(3):503-510.

Rao SC, Attaluri A, Anderson L, Stumbo P. The ability of the normal human small intestine to absorb fructose: Evaluation by breath testing. Clin Gastr Hepatol 2007;5(8):958-963.

Rumessen, JJ, Gudmand-Høyer E. Fructans of chicory: Intestinal transport and fermentation of different chain lengths and relation to fructose and sorbitol malabsorption. Am J Clin Nutr 1998;68:357–364.

Scarlata, K. The Complete Idiot's Guide to Eating Well with IBS, Alpha Books, USA, 2010.SCIOTEC Diagnostic Technologies, Scientific information on fructose malabsorption & FRUCTOSIN.

Shaheen NJ, Hansen RA, Morgan DR, Gangarosa LM, Ringel Y, Thiny MR, Russo MW, Sandler RS. The burden of gastrointestinal and liver diseases, 2006. Am J Gastroenterol 2006;101:2128-2137.

Shepherd SJ, Parker FC, Muir JG, Gibson PR. Dietary triggers of abdominal symptoms in patients with irritable bowel syndrome: randomized placebo-controlled evidence. Clin Gastr Hepatol 2008;6:765-771.

Simrén M, Axelsson J, Gillberg R, Abrahamsson H, Svedlund J, Björnsson ES. Quality of life in inflammatory bowel disease in remission: The impact of IBS-like symptoms and associated psychological factors. Am J Gastroenterol. 2002 Feb;97(2):389-396.

Spiller R, Postinfectious functional dyspepsia and postinfectious irritable bowel syndrome: different symptoms but similar risk factors. Gastroenterology 2010;138(5):1600-1663.

Stone-Dorshow T, Levitt MD. Gaseous response to ingestion of a poorly absorbed fructo-oligosaccharide sweetener. Am J Clin Nutr. 1987;46:61-65.
Suares NC, Ford AC. Systemic review: the effects of fibre in the management of chronic idiopathic constipation. Aliment Pharmacol Ther 2011;33(8):895-901.

Tomlin DJ, Read NW. The effect of feeding xanthan gum on colonic function in man: Correlation with in vitro determinants of bacterial breakdown. Brit J Nutr 1993;69:897-902.

Tosh SM, Yada S. Dietary fibres in pulse seeds and fractions: Characterization, functional attributes, and applications. Food Research International 2010;43:450-460.

Tungland BC, Meyer D. Nondigestible olig- and polysaccharides (dietary fiber): their physiology and role in human health and food. Compr Rev Food Sci F. 2002;1:73-92.

Van de Meulen R, Scheirlinck I, Van Schoor A, Huys G, Vancanneyt M, Vandamme P, De Vuyst L. Population dynamics and metabolite target analysis of lactic acid bacteria during laboratory fermentations of wheat and spelt sourdoughs. Appl Environ Microb 2007;73(15):4741-4750.

155

Varea V, de Carpi JM, Puig C, Alda JA, Camacho E, Ormazabal A, Artuch R, Gómez L. Malabsorption of Carbohydrates and Depression in Children and Adolescents. J Pediatr Gastr Nutr 40:561-565.

Ventura EE, Davis JN, Goran MI. Sugar content of popular sweetened beverages based on objective laboraroy analysis: Focus on fructose content. Obesity 2011;4:868-874.

Verdu EF, Armstron DA, Murray JA. Between celiac disease and irritable bowel syndrome: The "no man's land" of gluten sensitivity. Am J Gastroenterol 2009;104:1587-1594.

Verdu EF. Can gluten contribute to irritable bowel syndrome? Am J Gastroenterol 2011;106:516-518.

Vos MB, Kimmons JE, Gillespie C, Welsh J, Blanck HM. Dietary fructose consumption among US children and adults: the Third National Health and Nutrition Examination Survey, Medscape J Med. 2008;10(7):160.
Whelan K, Abrahmsohn O, David GJP, Staudacher H, Irving P, Lomer MCE, Ellis PR. Fructan content of commonly consumed wheat, rye and gluten-free breads. Int J Food Sci Nutr 2011 62(5):498-503

.

Wilt TJ, Shaukat A, Shamliyan T, Taylor BC, MacDonald R, Tacklind J, Rutks I, Schwarzenberg SJ, Kane RL, and Levitt M. Lactose Intolerance and Health. No. 192 (Prepared by the Minnesota Evidence-based Practice Center under Contract No. HHSA 290-2007-10064-I.) AHRQ Publication No. 10-E004. Rockville, MD. Agency for Healthcare Research and Quality. February 2010.

Zörb C, Betsche T, Langenkämper G, Zapp J, Seifert M. Free Sugars in spelt wholemeal and flour. J Appl Bot Food Qual 2007;81:172-174

El intestino feliz

www.ingramcontent.com/pod-product-compliance
Lightning Source LLC
Chambersburg PA
CBHW070858180526
45168CB00005B/1862